◆中国传统中医史话◆

金开诚 主编 魏晓光 编著

神奇的医学典籍
——《黄帝内经》

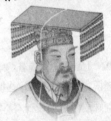

【上册】

吉林文史出版社
吉林出版集团有限责任公司

图书在版编目（CIP）数据

神奇的医学典籍——《黄帝内经》/ 魏晓光编著. —长春：吉林出版集团
有限责任公司：吉林文史出版社，2010.11（2011.3重印）
ISBN 978-7-5463-4253-5

Ⅰ. ①神… Ⅱ. ①魏… Ⅲ. ①内经 Ⅳ. ①R221

中国版本图书馆CIP数据核字（2010）第225585号

神奇的医学典籍——《黄帝内经》

SHENQIDEYIXUEDIANJIHUANGDINEIJING

主编/ 金开诚 编著/魏晓光

项目负责/崔博华 责任编辑/崔博华 刘姝君

责任校对/刘姝君 装帧设计/柳甬泽 王丽洁

出版发行/吉林文史出版社 吉林出版集团有限责任公司

地址/长春市人民大街4646号 邮编/130021

电话/0431-86037503 传真/0431-86037589

印刷/北京飞云印刷厂

版次/2011年1月第1版 2011年3月第3次印刷

开本/850mm×1168mm 1/32

印张/8 字数/30千

书号/ISBN 978-7-5463-4253-5

定价/56.00元（上、下册）

前 言

　　文化是一种社会现象，是人类物质文明和精神文明有机融合的产物；同时又是一种历史现象，是社会的历史沉积。当今世界，随着经济全球化进程的加快，人们也越来越重视本民族的文化。我们只有加强对本民族文化的继承和创新，才能更好地弘扬民族精神，增强民族凝聚力。历史经验告诉我们，任何一个民族要想屹立于世界民族之林，必须具有自尊、自信、自强的民族意识。文化是维系一个民族生存和发展的强大动力。一个民族的存在依赖文化，文化的解体就是一个民族的消亡。

　　随着我国综合国力的日益强大，广大民众对重塑民族自尊心和自豪感的愿望日益迫切。作为民族大家庭中的一员，将源远流长、博大精深的中国文化继承并传播给广大群众，特别是青年一代，是我们出版人义不容辞的责任。

　　本套丛书是由吉林文史出版社和吉林出版集团有限责任公司组织国内知名专家学者编写的一套旨在传播中华五千年优秀传统文化，提高全民文化修养的大型知识读本。该书在深入挖掘和整理中华优秀传统文化成果的同时，结合社会发展，注入了时代精神。书中优美生动的文字、简明通俗的语言、图文并茂的形式，把中国文化中的物态文化、制度文化、行为文化、精神文化等知识要点全面展示给读者。点点滴滴的文化知识仿佛颗颗繁星，组成了灿烂辉煌的中国文化的天穹。

　　希望本书能为弘扬中华五千年优秀传统文化、增强各民族团结、构建社会主义和谐社会尽一份绵薄之力，也坚信我们的中华民族一定能够早日实现伟大复兴！

目 录

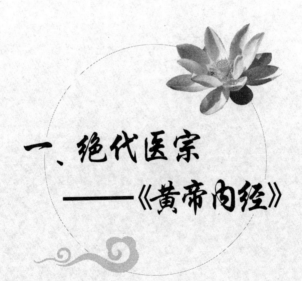

一、绝代医宗
——《黄帝内经》

　　《黄帝内经》简称《内经》，是我
国传统医学四大经典著作之一，也是
第一部冠以中华民族先祖"黄帝"之
名的传世巨著，是我国医学宝库中现
存最早的一部医学典籍，被后世尊为
"医家之宗"。

　　《黄帝内经》始于春秋战国时期，
全书包括《素问》和《灵枢》两部分，

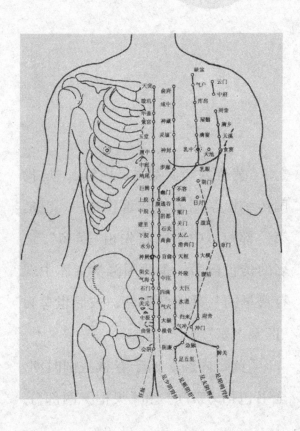

其中多数篇章是以黄帝与岐伯等医臣的问答形式出现的。它总结了春秋至战国时期的医疗经验和学术理论，吸收了秦汉以前有关天文学、历算学、生物学、地理学、人类学、心理学的理论，并运用朴素的唯物论和辩证法思想，对人体的解剖、生理、病理以及疾病的诊断、治疗与预防，作了比较全面的阐述，确立了中医学独特的理论体系，迄今在诊治学上仍具有指导意义。正是《黄帝内经》中天人相应的系统理论，使历代学医人深受影响。在《黄帝内经》

的指导下，涌现出众多著名的医学大师，在古老的五千年文明里无限地传承着中华医道。

《黄帝内经》是一部神奇的医学典籍，在现代研究过程中，人们惊讶地发现，中华先祖们在《内经》里所作的一些深奥精辟的阐述，虽然发生在两千年前，却揭示了许多现代科学

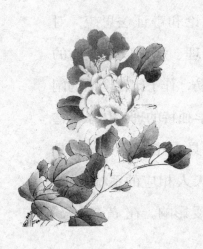

正试图证实与将要证实的成就。

《黄帝内经》这部著作自著成伊始，就为人类的健康作出了巨大的贡献。它为中国数千年来的中医学发展奠定了坚实的基础，庇佑着我们中华民族，使我们中华民族生生不息，使我们中华儿女能够战胜疾患、灾难，绵延至今。

自从有了人，就有疾病，人有了疾病的同时，就会想办法去治疗疾病。

传说黄帝打败蚩尤统一天下后，就教导臣民要顺应天地的自然规律，观察日月星辰的运行轨迹，按时节播种和收获百谷，驯养禽兽为家畜，并经常提醒人民要注意有节制地使用水火资源。因为，人类的饮食起居和情绪变化，自然界的寒暑变迁对人的影响，人们所遇到的疾病灾祸等等，也都是黄帝需要面对的。于是黄帝非常详细地研究了天地之间的事物，洞察人的生命，弄清阴阳规律，向医

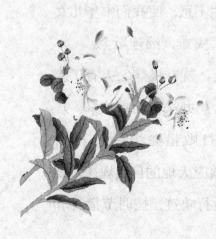

学大师咨询了医学之事。

与黄帝讨论医理的都是他的医臣，这是一批卓越的医生，一批满腹经纶的医学大师。就在一问一答中，逐渐形成了《黄帝内经》。《黄帝内经》所总结的经验，不见得就是黄帝的经验，但是它反映了中华民族在那个阶段的历史成就。

《黄帝内经》这部著作并非黄帝所作，也决不是出自一人手笔，也并不是一个时代、一个地方的医学成就，而是在一个相当长的时期内，众多医家们

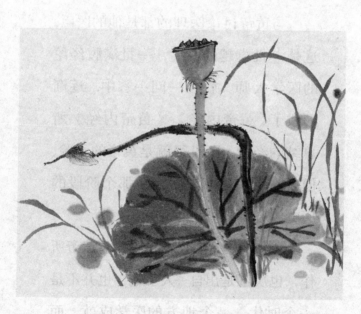

经验总结的汇编。而"黄帝"只不过是古人托名而作，正是为了要证明这部著作的重要性及可靠性。

这是为什么呢？早在远古时期，人们经常应用占卜来解释有关疾病、灾祸的现象。他们用烧红的树枝去烫龟甲，直到它的正面出现裂纹，并通过裂纹的形态来判断吉凶。人们认为这些裂纹就是神给的答案，并把一切疾患都归于祖先或鬼神给予的惩罚。在治疗疾病的时候，就通过占卜来祭拜鬼神。后来，战国时期有个叫医和的人非常反

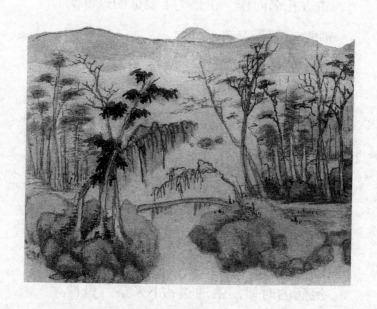

对这种观点。他认为，人生病不是因为得罪了鬼神，而是因为吃了不适当的食物，情绪有所变化，或者是气候变化导致这些疾病的。

在接下来的几百年里，巫与医不停地斗争着。公元前581年，晋国的国君景公生病了，他先叫来巫师来治疗，巫师通过占卜认定景公的病是两个被景公杀害的人的鬼魂作祟所致。景公不相信，就赶走了他。景公又听说秦国有个名医，就派人前去求医，秦国国君便命医缓来为景公治病。医缓为景公做诊断，说：

您的病不能治了，因为病邪已经到了"肓之上，膏之下"，用任何药物都不能去除了。

在这些事情上，我们能看出当时人们对巫术的信奉与尊崇，而对疾病，

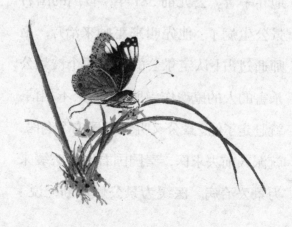

人们还没有一个正确的认识态度。《黄帝内经》明确指出：信奉巫术的人，不必和他讲医理；厌恶针石的人，不必与他讲医疗的功效。拒绝医疗的人，病肯定治不好，就是治了也不会有效果。

正是《黄帝内经》的出现，冲破了数千年的巫术之风，使人们能在患病时得到有效的治疗，避免了更大的灾疾。事实证明，《黄帝内经》自问世之日起，一直是指导解决医疗实践问题的典范，也正是《黄帝内经》使中华医学走上了独立科学的发展道路。

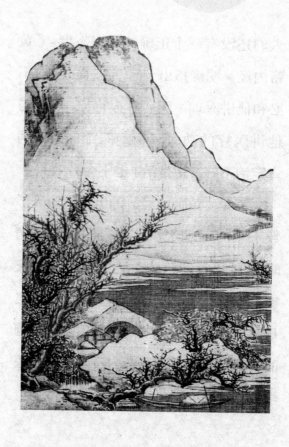

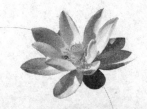

二、充满智慧的阴阳学说

　　阴阳学说在古老的中国已经存在了几千年，它的源头无法窥测，它古老而深邃，已经深入根髓，并被人们不知不觉地接受、沿用。

　　阴阳学说起源很早，有人认为在西周时期就已盛行，很多资料都保存在《尚书》《左传》《国语》《周易》之中。《黄帝内经》深受影响，在《天元纪大论》

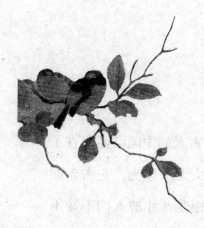

和《九宫八风篇》中就直接引用了《周易》关于阴阳的原文。最主要的是，《黄帝内经》将阴阳学说贯穿全书始末，认为自然万物及其变化都可以用阴阳学说来解释，并最终使其成为诊断治病的纲领。

阴阳本源于象形文字，指的是日光的向背，向日者为阳，背日者为阴。古人认为山之北、水之南，是日光不能到达的，所以为阴。我们根据日光的向背和山水的南北分阴阳来推测，也可以从带有"阴""阳"二字的中国地名得以引证。如"华阴"，是因其处于华山之北而命名；"江阴"，则是因其地处长江之南而命名；"衡阳"，是因其居于衡山之南；而"洛阳"，则是因其坐落于洛水之北。

阴阳源于日光向背的现象，是古人对于自然现象的观察和思考，并以此来说明日月运行和季节变化的过程。渐

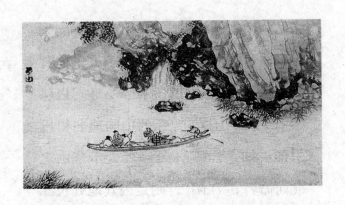

渐地，古人将这一阴阳理论又不断地引申，逐步扩展，乃至把一切事物或现象的本身所存在的相互对立的两个方面均用阴阳加以概括。如由向日而引申出来的，凡是光明的、温热的、上升的、向外的、运动着的事物或现象都归属

为阳，而由背日而引申的，凡是晦暗的、寒凉的、下降的、内守的、相对静止的事物或现象都归属为阴。

那么，《黄帝内经》又是如何将阴阳学说应用于人类医学的呢？我们知道，阴阳学说在《内经》成书前就已形成并沿用。事实上，阴阳学说早已渗透在《黄帝内经》理论的各个方面。

《黄帝内经》指出："阴阳者，天地之道也，万物之纲纪，变化之父母，生杀之本始，神明之府也，治病必求于本。"意思就是说，阴阳，是自然界

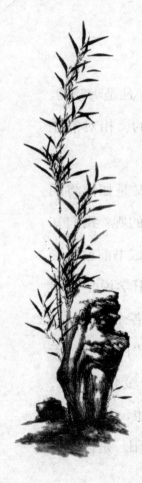

的根源，是万物发展的规律，是一切变化的起始，是生死的根本、神明之所在，治病一定要把握住阴阳规律再去治疗。这里的"本"，指的就是阴阳。

在《黄帝内经》中，阴阳学说认为，世界上一切事物都包含着阴阳两个方面，正是由于阴阳的相互作用，才有了自然万物的发生、发展和变化，阴与阳是相互依存的，却又相互对立，还可以相互转化，阴离不开阳，阳也离不开阴。就拿手来讲，手心为阴，手背即为阳，都是相对而言的。

《黄帝内经》指出人与自然界是一个整体，而人体本身又是一个有机的整体，人体的一切组织结构又可分为相互对立的阴阳两个方面。就部位来讲，人体上部为阳，下部为阴；体表属阳，体内属阴；背部为阳，腹部为阴；四肢外侧属阳，四肢内侧属阴。而对于脏腑特点来讲，五脏（肝、心、脾、肺、肾）因为贮存精气而属阴，六腑（大肠、小肠、膀胱、胆、三焦、心包）因为主管传化营养物质而属阳。正如《黄帝内经》中所强调的"人生有形，不离阴阳"。

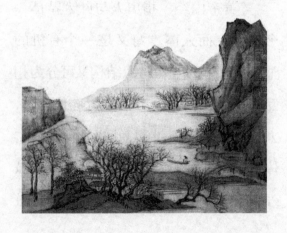

　　而疾病的变化情况，也可以用阴阳属性来概括。《黄帝内经》中说"善诊者，察色按脉，先别阴阳"，意思就是说，会看病的人，在观察病人情况诊断脉象时，一定要先区别阴阳属性。因为，人体生命活动的正常状态，是阴阳两方面保持对立统一协调平衡的结果，一旦人体的阴阳关系失调，正常的平衡状态就会被破坏，就会导致阴阳的偏盛偏衰而引起疾病。而在临床诊断上，首先要区别阴阳，进而调整使之恢复平衡，这才是治疗的基本准则。

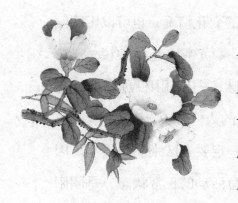

清代有一位姓孙的人患了感冒，一些医生想用温热药来发散病邪，结果病人吃药后，根本不出汗，拖了十几天，病情越来越重，于是请来名医王孟英诊治。这个时候，孙某已经神志不清，口不能言，胸部出现微斑，并且三天没有小便了。别的医生还认为前药用量不够，建议用温补之药，王孟英听了急忙加以制止，他说病人现在已是明显的阳热阴亏了，再用温药，邪热更加炽盛，岂不是要绝其阴？医生们没有别的办法了，只好同意了王孟英的诊断，采用了补阴的方法，病人很快就好了。

明清时期，有一位名医叫喻嘉言，他看过一个病人，叫徐国真。徐国真得伤寒病已经七八天了，他的症状是眼睛发红，烦躁，想喝水。一般人看，都会认为这是阳症，是阳证就要泻阳补阴啊，于是一些医生就要给他开承气汤。喻嘉言说不对，他虽然想喝水，但是拿来水他并不真喝，他的脉虽然浮大,但是重按没有力气。按中医来讲,这个就叫阴盛格阳，是体内阴盛，把阳关在了身体外面而表现出来的一派热

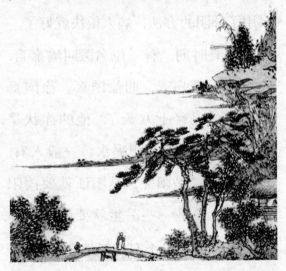

象。承气汤是用来泄阳的，而病人体内阳气所剩无几，非常微弱，若用承气汤，病人肯定是有去无回了。所以，喻嘉言就给他用了四逆汤加人参，这个药方是用来升阳的。果然，病人服用之后寒象就出来了，盖上被子直打颤，这说明阳气已经复苏了。

有的时候，阴阳之证很难鉴别，它需要医生具有极强的辨治能力和丰富的治疗经验。

罗谦甫曾医治过一个姓李的人，此人在四月份的时候感染了伤寒，发病

九天。医生们都当做阴证来治疗，给他用了很多大热的附子理中丸，可是病人的情况变得更加严重。家人又给他换了

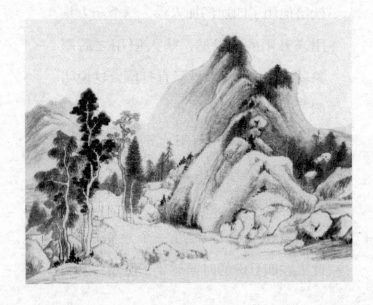

医生，这些医生又要当做阳证去治疗。李姓家人看到众医生犹疑不定的样子就更不敢让病人服药了。后来罗谦甫来了，仔细地为病人家属分析病情。他说，凡是阳证的人，身体一定会大热，但手足不凉，躺在那里不会不舒服，起来也会很有力量，不怕冷，怕热，不呕吐，不腹泻，口渴，烦躁，失眠，能吃，脉象浮大而数，这就是阳证。凡是阴证的人，身体不发热，而手足发凉，怕冷、蜷卧、面向里，不喜欢吵闹，有的人会拿衣服来盖在身上，不烦，也不渴，也不想吃东西，小便频，大便稀，脉象沉细而微迟，这就是阴证。罗谦甫诊病人脉象沉数，足有六七至，晚上睡不着觉，喜欢喝冷水，这都是阳证的表现，另外病人已经三天没有大便了，于是急忙用酒煨大黄18克，炙甘草6克，芒硝15克，为病人煎服。到了晚上病人排

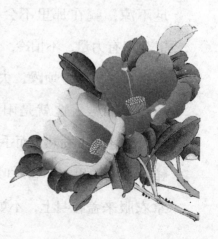

出燥屎二十余块，出了很多汗，身上的热才消散，脉象才平和。

看了这三个病例，我们可以知道：人体的正常生理活动，是体内阴阳两个方面保持对立统一的协调关系，并且达成一种动态的相对平衡状态。也就是说，没有阳就不会有阴，阳阴相互扶持，才能使身体更加健康，反之，阴阳的平衡协调一旦被打破，阴阳不能相互为用，人的身体就会出现疾病的征兆，如果阴阳不能依存，相互分离，那么人的生命活动也就随之停止了。

　　阴阳学说是充满智慧的,《黄帝内经》将这个世界存在的一切物质与非物质都与阴阳联系起来, 运用阴阳对立统一的理论, 认识、分析了人体的生命活动、病理变化及与自然界的联系, 而我们只有在日常生活中和临床上不断地体会、推求, 才能真正地、更深刻地理解它的正确、伟大与精妙。

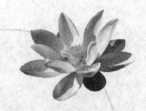

三、内涵丰富的五行学说

据传，天帝传下的治国大法第一类竟然是五行，五行在史书中记载是这样的："五行：一曰水、二曰火、三曰木、四曰金、五曰土。水曰润下，火曰炎上，木曰曲直，金曰从革，土爱稼穑。"意思就是说，五行，指的就是水、火、木、金、土，水是下行滋润的，火如火

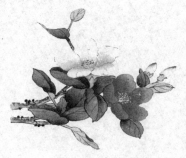

焰一样发热向上，木可曲可直，金有刚柔相济之性，有土才能种植与收割。

　　五行学说起源于殷商时期，汉以后，阴阳五行作为中国人的一种思维模式，被广泛地应用于社会各个学科，当然也包括医学。

　　五行学说认为，物质世界是由木、火、土、金、水五种基本元素构成的，这五种基本元素相互滋生、相互制约，导致了物质世界的运动变化和普遍联系。比如说，木能生火，火生土，土生金，金生水，这是五行的相生关系，说明它们可以相互促进、相互滋生。转而，木克土，土克水，水克火，火克金，金克木，这便是五行的相克关系，也就是相互抑制、相互制约的关系。这些相生相克的关系，在自然界万事万物中，是无时无刻不存在的。

《黄帝内经》认为世界上的一切事物都是由木、火、土、金、水五种属性的基本物质生成的。这五种属性，又可理解为事物的五种功能、作用，可将万物划为五种类别。它不仅把人体的部分器官配到五行当中，称作五脏，还把气味、颜色、声音、形状等等都

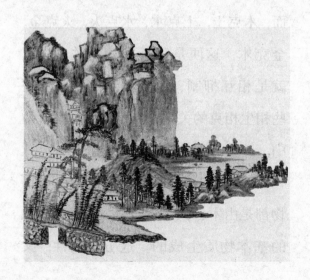

与五行相配，用来说明人体是一个有机的整体，同时也用它来说明人的病理变化。如果五脏正常，那么人体就是一种正常的生理状态，如果反常，人体就会处于病理状态。是不是正常，是由相生、相克关系所决定的，如果相生或相克关系超出正常范围，无论太过还是不及，都会导致疾病的产生。

我们可以将五行与人体各方面联系一下。

五行：木、火、土、金、水；

五脏：肝、心、脾、肺、肾；

五色：青、赤、黄、白、黑；

五味：酸、苦、甘、辛、咸；

五志：怒、喜、思、悲、恐。

这里，每一行的内容与人体都是相互联系的。拿肝来讲，肝属木，色青，酸入肝，肝主怒。根据五行相克，可得知肝克脾（木克土），如果制约

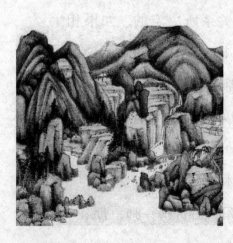

太过，或者说相克太过，就会出现脾虚和肝气旺的病理表现，也就是"相乘"现象。如果制约不及时，脾土就会反克肝木，出现脾旺、肝气不足的病理表现，称为"相侮"。

五行之间无非这四种关系：相生、相克、相乘、相侮。根据五行之间的关系可得知五脏之间的联系。那么，相应地，五行与疾病的临床诊治也是分不开的。

在清代名医吴鞠通的诊治经历中曾遇到过这样一个病人。该病人二十多岁，感觉胸中堵塞，好像有郁结的硬块一样，另外还因肝气郁结而吐血。吴鞠通为他开了药方，几日后，病人再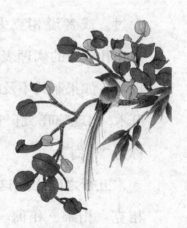

次吐血并且不能进食。吴鞠通采用"和肝络、养胃阴"的方法进行治疗，取得了一定疗效，但病人仍然咳嗽，胸中隐隐作痛，并有气喘、虚弱之象。于是吴鞠通继续采用"补土生金"法，病人痊愈。"补土生金"法就是通过补脾胃来养肺的方法。脾胃五行属土，肺属金，土能生金，肺得到脾胃的滋养，咳嗽、气喘这样的症状自然就会消失了。

明朝有位 19 岁的青年，面白体弱，因为思虑过度，夜里出现梦遗，接着又吐了一碗血，开始轻微咳嗽，再后来又忽然发热，出疹子，疹子好了以后，阴囊又开始瘙痒。这位青年忍不住去搓擦，导致发炎出水，等到阴囊瘙痒好了，又感染风寒，咳嗽不止，两胁生疼。

为青年看病的医生叫汪石山，他

认为，心属火
而藏神，肾属
水而藏志，二
者上下相通。

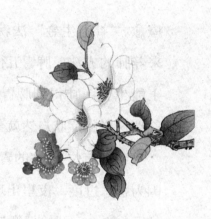

病人是由于思
虑过度而多
梦，志不宁而
梦遗。根据五行原理，在正常的情况
下，肾水上升制约心火，而这位青年因
为梦遗，使得肾水不升而心火独亢，与
此同时，引动了肝火。这样一来，二火
同时上升，血从上窍溢出，导致病人

吐血。此外，肝脉环绕生殖器，因此肝火侵扰阴囊，令其肿胀瘙痒。火克金，所以肺虚而生咳。此外，人的两胁是阴阳往来的通道，通道为火所阻，气运行不通畅就会产生疼痛。汪石山用很简单的说明尽述中医学的玄妙，而这一切再用五行原理去解释，令人茅塞顿开。

明代时还有一位妇女，她的上身及脸部、头部发痒，刺痛起块。医生们看过后都说是风证，因为受风的症状与之相似。她家请的一位医生叫江汝洁，江医生通过仔细诊脉后发现，病人左手脉细，右手脉微实。他想起《黄帝内经》中的话：脉微就是虚，脉弱也是虚，脉细是气血两虚。心主血，肝藏血，这一定是血虚无疑。而肾藏精属水，这个部位的脉微是水不足，是肝火和肾火引起的疾病。诸阳为热乃热在肺，

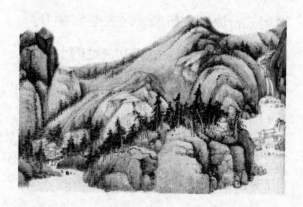

这都是由于火克金的缘故。肺主皮毛，肺有病在皮毛上会有所反应，出现发痒、起块的症状。因此，治疗上应该补水以制火，养金以伐木，也就是用补肾水的办法来克制肾火，滋养肺来克制肝，以达到阴阳五行平衡。通过以上的推论，江汝洁找到了最合适的办法，一击成功，病人很快就痊愈了。

　　古代和现代的医案中类似的记载数不胜数，不管病人病情发展如何，医生只要牢牢掌握阴阳五行大法，将之充分地理解、运用，就能参透病人生死，救人于危难之中。

阴阳五行学说贯穿《黄帝内经》全书，是解开《黄帝内经》乃至中医学之谜的一把极为重要的钥匙，将阴阳五行合参，才能对人类的生命形态作出最完整的认知，而这一点，无论从科学的系统性、完整性来讲，或从医学的理论性和可操作性来说，都达到了令世人惊叹的水平。

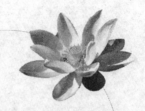

四、内外相应的藏象学说

　　藏象学说，是《黄帝内经》理论体系最核心的部分，也是中医学最基本的部分。藏象学说的主要内容，就是关于脏腑的论述：肝、心、脾、肺、肾为五脏；胆、胃、小肠、大肠、膀胱、三焦为六腑。藏象学说以五脏六腑为中心，联系躯体、五官、九窍等组织器官，构成了一个完整的人体。

　　这种整体联系是以五脏为中心的，

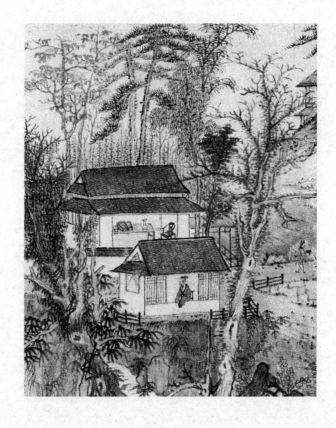

包括脏与脏、脏与腑、脏腑与外在体表组织等。在人体的生命活动中，五脏相互联系、相互协调、相互作用，构成了一个天衣无缝的绝妙的生命系统。

有趣的是，为了更形象地阐明五脏六腑的生理功能，《黄帝内经》把古代君臣拿来做比喻：心为君主、肺为宰相、肝是将军、脾是仓廪官、肾是作强官。

心为君主之官，它是人体生命活动的主宰，在脏腑中居首要位置，所以是君主。心的主要生理功能是主血脉。心气旺盛，就能推动血液顺脉流动营养全身，如果血液流动不畅或血脉空虚，就会有心悸、眩晕等病理表现。

肺是宰相之官，它的生理功能是主气，掌管呼吸。在正常的情况下，肺气的上升和下降使全身气道通畅，身体内外的气得以交换，对体内的水液运行和排泄起到调节作用。如果肺的功能失调，会导致痰淤、水肿、胸闷等病症。

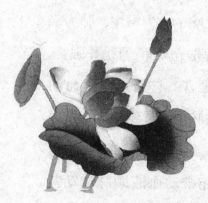

　　肝是将军之官，它主疏泄和藏血。肝是急躁、以武力取胜的将军，有主升、主动的特点，它调畅气机，促进脾胃的运化并调节情绪。当它功能正常时，就会气血通畅、心情舒展，这是脾胃得以正常运行的重要保证。当将军发怒的时候，就是肝功能失调的时候，会出现胸胁胀痛、头晕、头痛、易怒等症状。

　　脾是仓禀之官，它主管运化、升清并统摄血液。脾功能正常，人体的消化吸收功能才会健全，而如果脾功能减退，就会引起腹泻或大便干燥，食

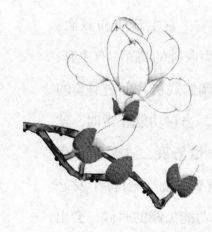

欲不振、倦怠、消瘦的病症。

肾是作强之官,肾主藏精,主水液。精是构成人体的基本物质。肾精的盛衰对人的生长发育和生殖功能起着决定性的作用,同时精气对各脏腑组织有濡养滋润的功能。肾阴肾阳是一身阴阳的根本。肾功能一旦失调就会出现烦热、盗汗、耳鸣、眩晕、腰膝酸软的病理现象。

看起来，五脏异常所产生的病理情况不太容易掌握，但是若与阴阳五行学说相互参考就更容易理解一些，因为《黄帝内经》一直将阴阳五行渗透进每一个细微的角落，而所有大法都是融会贯通的，掌握了其中一点，其他的自然也就迎刃而解了。

我们还是用医案来加强对藏象学说的理解。

元代有一位妇人，三十多岁，忧思不已，饮食没有节制。她脸色发黑，

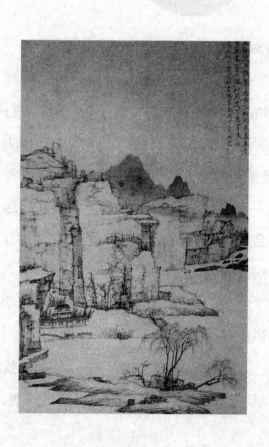

没有光泽，沿嘴唇一圈发黑更为明显。
她总觉得饿，饿了也不想吃，气短而急
促。罗谦甫为她诊断后说，脾胃在中，
传送精微物质，以营养其他脏腑。人
的脾胃之气受到损伤，就会影响到其他
脏器。这位妇人忧思不断，使得脾胃气
结，饮食失调，使水湿上泛。脾胃之气
耗损，不能正常发挥土克水的功能，导
致水反过来抑制土，肾水为黑色，所以
妇人面色发黑，脾胃属土，脾开窍于口，
于是黑色也出现在口唇上。《黄帝内经》
说：“阳明脉衰于上，面始焦。”这里阳

明指胃经，这句话的意思就是说：胃气
不足，脸上便没有光泽。所以对于这种
病症，治疗的关键在于调理脾胃。对此，

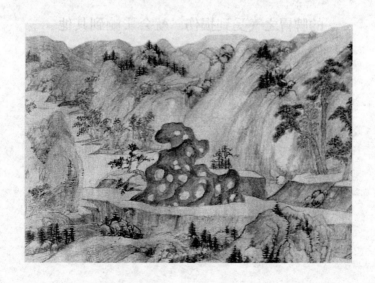

罗谦甫对症下药，几剂药服下去后病果然好了。

清代王孟英被请去为一位朱氏夫人看病。这位夫人向来怕吃药，就算是味道极甘的药，也是吃下去便吐。最近这位夫人每天下午三点以后发冷，夜里发热，睡觉出汗，咽喉发干，咳嗽，两胁疼痛，后来饭量逐渐减少，月经也减少了，人也逐渐消瘦，精神很差。王孟英诊断后说，这个病是由于太过抑郁，思虑过度，伤及心脾所致。他想到这位夫人怕吃药，就想出一个妙方。

以甘草、小麦、红枣、藕四味煮汤，每日多饮几次。病人尝药以后很喜欢，每天喝个不停，连续服用两个月后病愈。这里的红枣补心，气香开胃，藕舒缓情绪，加上甘草、小麦，能够益气养血，润燥缓急，正好对应病人的病症。

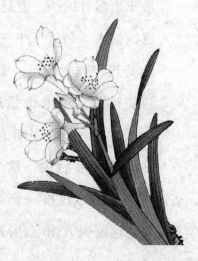

秦伯未先生曾诊治一名男子，年龄33岁，

全身浮肿已经好几天了。病人阴囊积水
如斗大，大小便闭塞不通，喘息胸闷，
皮肤干燥无汗，什么都吃不进去，甚至
连水都难以下咽。用西药利尿，刚开
始还有点效果，但不久就失效了。用了
大剂量的健脾利水温肾的中药，也没有
效果。秦先生想到中医理论中有"肺为
水之上源""导水必自高原"之说，在
消肿治法里有"提壶揭盖"的措施。于
是毅然用大剂量的麻黄汤加减，病人
服药两剂后肺气开，利下小便近万毫升，
水肿随之消退了。

　　显然，中医的五脏表里相通、上下相通，将人体上上下下联系成一个个有组织有纪律的工作团队，各司其职，又相互沟通，它们演示了人体生命运动方式，构成了一个绝妙的生命系统。

　　古代医家为我们积累了许多宝贵经验，他们应用藏象学说不但能了解人体全身的功能，还能够测知隐微的病情。因此，古代医学对人类的研究在阴阳五行的基础上，又前进了一步。

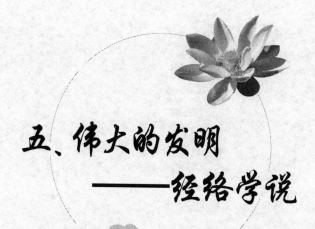

五、伟大的发明
　　——经络学说

　　作为人体普遍存在的经络系统，早在几千年前就被我们的祖先发现了，到了战国时代，医学大师们把它总结在《黄帝内经》之中，形成一套完整的、可操作的、相当精确的经络理论。

　　《黄帝内经》的经络学说，是中医理论的重要组成部分。《黄帝内经》认为，将人体各器官、各组织联结成一个有机整体的正是经络。经络是运行气血，联结脏腑、皮肉、肢节，勾连人体上下内外的通道。

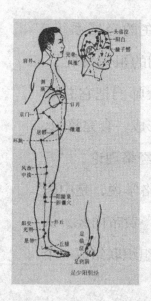

经络，指经脉和络脉。经脉分布在人体深层，络脉分布在人体表层。分布在深层的经脉，可分为正经和奇经两大类。

正经有十二条，即手三阴足三阴，手三阳足三阳，合称"十二经脉"。十二经脉的命名是结合脏腑、阴阳、手足三个方面来定的。属脏而循行于肢体内侧的为阴经，属腑而循行于肢体外侧的为阳经。十二经脉是气血运行的主要通道，联络脏腑、肢体及濡养身体各部。十二经脉通过支脉和络脉的沟通衔接，形成六组"络属"关系，阴经属脏络腑，阳经属腑络脏，十二经脉互为表里，属腑为表，属脏为里。

十二经脉为：手太阴肺经，手阳明大肠经，手厥阴心包经，手少阳三焦经，

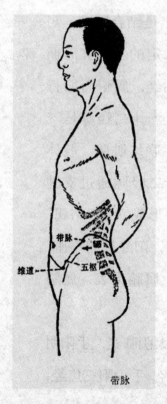

带脉

手少阴心经，手太阳小肠经，足太阴脾经，足阳明胃经，足厥阴肝经，足少阳胆经，足少阴肾经，足太阳膀胱经。由于他们隶属于十二脏腑，为经络系统的主体，因此又称为"正经"。

奇经是任脉、督脉、冲脉、带脉、

阴维脉、阳维脉、阴跷脉、阳跷脉的总称。它们与十二正经不同，既不直属于脏腑，又无表里配合，因而称为"奇经"。它们主要对十二经脉的气血运行起到溢蓄、调节作用。

整个经络系统就这样沟通表里、联络上下，将人体各部的组织器官联结成一个有机的整体。它输送营养到全身，因而保证了全身各器官正常的功能活动。另外它能保卫机体，使身体不受外邪的侵害。

由于经络在人体各部分布的关系，

当内脏有病时便可以在相应的经脉循环部位出现不同的症状和体征，有时内脏疾患还在头面五官等部位有所体现。如心火可导致口舌生疮，肝火升腾可导致耳目肿赤，肾气亏虚还可使两耳失聪。

因为经络循行有一定的部位，并且和一定的脏

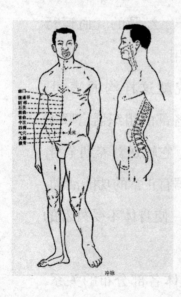

腑相络属，脏腑经络有病可在一定的部位反映出来，因此可以将疾病在各经脉所经过的部位的表现当做诊断的依据。如头痛病，前额痛多与阳明经有关，两侧痛与少阳经有关，枕部痛与太阳经有关，巅顶痛则与足厥阴经有关。

《黄帝内经》指出：病邪刚开始侵入皮肤的时候，皮肤的纹理松开，病邪便由纹理进入到络脉；病邪在络脉聚集多了，便深入到经脉，再由经脉入侵到各相关的脏腑器官，并停留在这些器官里，导致脏腑的病变。所以，

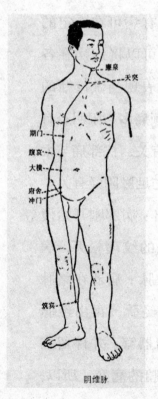

面对各种病症，中医都可以循其相关的经络，联系相关的脏腑，准确地判断疾病部位和病根所在，并沿着相关的线路给予整体治疗和调理。中医内科、妇科、儿科、针灸、推拿按摩等等，都离不开经络的指导。

明朝时期，有一

位大司马叫袁洪溪，他在暑天忙于处理公务，生了病，发热燥渴之下，又吃了一些冰浸泡的瓜梨之类的水果，结果开始拉肚子。他每天拉的不多，也不太稀，医生们用胃苓汤加滑石、木通、车前子等药物给予治疗，拉肚子是止住了，不料又开始便秘了。每次大便干结，很难排出，非常痛苦。医生们就拿来润肠丸给他服用，结果服了药后又开始腹泻不止。医生干脆重新使用前面的止泻药方，没想到小便从此不能正常排泄，下腹部胀急时站着小便排不出来，往床上一躺却又流个不停，想止也止不住。家人只得五次三番取小便器来用，通宵不能休息。半个月过去了，大司马精神委靡，吃不下也睡不着，众多医生一筹莫展，都不知道大司马究竟得了什

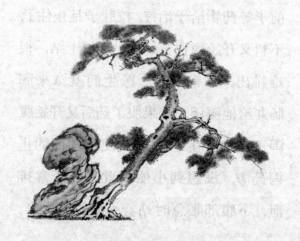

么病。最后，请来了孙东宿。

孙医生诊脉后说，这是病人身体内还有剩余的暑气没有除去，加上大司马喜欢喝酒，湿热流于下部。不过现在是下午，恐怕脉象不准，等明天早上仔细检查后再定药方。说完准备离去，却被司马拦住。他恳求说："我这个病已经很久了，今天怎么也得求您给我开一服药。"并且邀请孙医生当晚住在家中。孙医生不得已，以益元散三钱，煎香薷汤给司马服用。

第二天一早复诊，脉象竟同昨天一

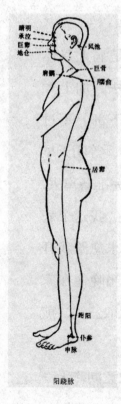

阳跷脉

样。孙医生仔细一想，恍然大悟："此病是尿窍不对也。"司马问，什么书里有这个论述？孙医生回答："《黄帝内经》说，膀胱中湿热下行，所以站立解小便时，窍不能对应，因此尿不出来。睡卧时膀胱下附，所以尿渗出。在治疗上只有提补上中二焦元气，同时清除下焦的湿热，使三焦恢复正常，病才能痊愈。"找到了病因，对症治疗后，大司马的病很快就好了。

上面这一则是关于手少阳三焦经病的案例。在孙医生的诊病过程中，经络为他的诊断和治疗提供了最为准确的信息和依据。孙医生的回答可以说明：辨清经络循行，理清经络与脏腑的络属关系，就可以准确地判断疾病所在，进而用更好、更便捷的方法来为病人治病。

中医学的应用看起来很简单，却又透着玄妙，倘若能将这些重要的学说、主导部分融会贯通，那么对于疾病的治疗也会得心应手，获得非常神奇的疗效。

当然，与经络理论密不可分的就是针灸学。《黄帝内经》详尽地论述了脉络的循行，针灸治疗的原则、时机，以及各种针刺方法和针具类型等等，为后世针灸学的发展奠定了理论基础，产生了难以估量的深远影响。

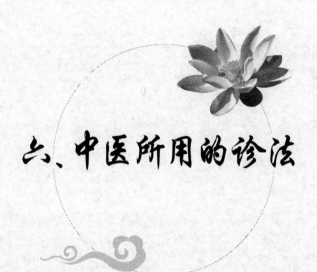

六、中医所用的诊法

　　人们普遍认为，中医所用的诊病
方法是神奇的。因为不需要借助任何
工具或仪器，中医就可以综合病人的症
状，找出病灶所在。

　　相传，中医特有的"望、闻、问、切"
四大诊法，是春秋时代的神医扁鹊创
立的。诊法也是《黄帝内经》中重点
阐述的一个部分。《黄帝内经》指出人

体内的任何病变都可反映在身体外部，通过对人体外部特征的了解，就可把握人体内部的变化规律，对疾病的原因、部位以及发展情况给予准确的判断。这种由表及里的方法，就是"望、闻、问、切"的四个组成部分。

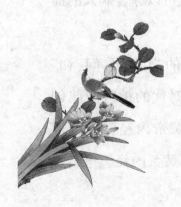

（一）望而知之谓之神——望诊

望诊是运用视觉观察病人的神、色、形、态和舌象的异常变化，以此来判断病性和发病部位的诊断方法。

《黄帝内经》认为"神"是生命主宰，是生命活动的外在重要表现，如果一个人眼神明亮、呼吸自然、谈吐清晰、神色正常，这就是有神的表现。而呼

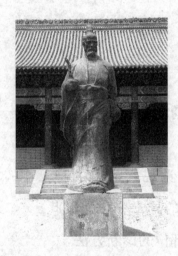

吸不稳、语态张狂或语声低微、不敢视人、目光晦暗就是无神的表现。

对面部的观察，《黄帝内经》提出了"五色诊"。色泽是脏腑气血的外在表现，而面部毛细血管丰富，最容易反映体内的生理、病理情况。如肤色发白可能是有寒象，发红为热象，发青则是由寒或疼痛产生的，发黄可能是水湿过多、脾胃运化不足，发黑则可能是因为水肿或带下产生的。

另外，望舌也是中医望诊中的重要诊察手段。《黄帝内经》认为五脏以及经络与舌有着内在的联系，通过对舌质、舌形、舌苔的观察，能测知脏腑气血的病理变化，从而为辨证论治提供依据。

据说，在古代名医中扁鹊尤其擅长望诊。战国时期，扁鹊到了齐国，齐桓侯知道他医术高超就很热情地接待了他。扁鹊看到桓侯就对他说："您体表有病邪，如果不及早治疗，恐怕会越来越重。"桓侯不以为然，认为扁鹊危言耸听，想把没病的人说成有病然后来邀功领赏。

十天后，扁鹊来见桓侯，说："您的病已经到肌肉了，再不治疗，病邪会越来越深入。"桓侯很不高兴。

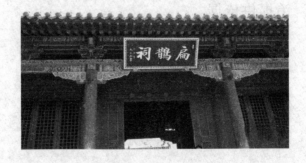

又过了十天，扁鹊见到桓侯，说："您的病邪已经到了肠胃，再不医治的话，恐怕越来越厉害。"桓侯仍不理他，但心里更加不高兴了。

再过十天，扁鹊远远地看到桓侯，转身就走。桓侯感到奇怪，就派人去问扁鹊。扁鹊说："桓侯如果病在体表，吃点汤药，热敷一下，病就好了；病在肌肉时，用针灸法治疗也可以治愈；病在肠胃还可以用清热降火的方法；可是病邪到了骨髓深处，医药就没法达到了。"

　　五天后，桓侯全身疼痛，派人去找扁鹊，扁鹊已经逃往秦国了，最终桓侯病死了。

　　这就是一段关于桓侯"讳疾忌医"的故事。可见病邪都可以表现在人体表面，医生通过认真观察，必能体会到内在脏腑的病理改变，从而尽早地医治病人。可惜的是，齐桓侯并不相信扁鹊，白白地断送了自己的性命。

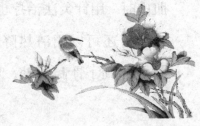

（二）闻而知之谓之圣——闻诊

闻诊分为两法，即听声音、闻气味。听声音，是诊察病人的语音、呼吸、咳嗽、呕吐、喷嚏、肠鸣等各种声响。闻气味，是闻病人身上有什么样的味道，比如酮症酸中毒的糖尿病人一进屋子就会闻到一股烂苹果味，水肿病晚期患者身上多有尿臊味。闻诊也是中医诊断疾病的重要手段之一。

在清道光年间，有位叫崔默庵的医生，医术非常高超。当时有一个人刚刚结婚，不久身上出了很多痘疹，全身发肿，头竟有斗那么大。很多医生一点办法都没有，后来家人请来崔默庵，经过诊断，这个人脉象平和，只

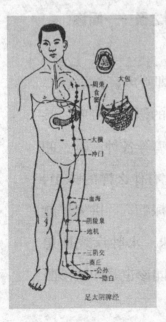

足太阴脾经

是有一点虚弱，一时之间也找不到原因。崔医生是个认真的医生，一旦找不到病因，他就会和病人在一起生活，反复地诊视，直到找到病因才罢休。就这样，崔医生因为找不到病因，肚子又太饿，于是就在病人的床前吃东西，这时候，他发现病人竟用手扒开了双目，羡慕地看着他吃喝。崔医生就问他是不是想吃东西，病人说："是的，可是其他医生都不让我吃东西。"崔医生说："这个病对饮食有什么妨碍呢？"于是就让他吃了东西。看到这个病人吃得很香，崔医生就更加不明白了。

过了很久，崔医生发现卧室里床榻桌椅气味熏人，这才明白过来，于是急忙让人把病人迁到别的卧室里去，用生捣螃蟹的汁液敷遍病人全身，过了几天，病人就全好了。

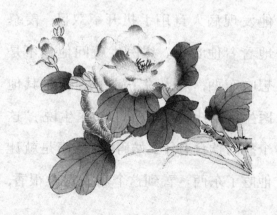

　　原来，新人结婚，家人为他们装饰了房间，给家具重新涂了漆，还没等气味散尽，新人就住进来了。而这个房间可能就像我们现在所说的甲醛超标了，这个新结婚的年轻人也就出现了上述一系列中毒的症状。

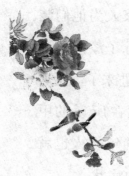

（三）问而知之谓之工——问诊

问诊，是诊断上极为重要的线索和信息。如病人的发病时间、原因、主诉症状、饮食情况、病史等都需要通过询问进行了解。《黄帝内经》认为：诊断的时候不问病人的病情是怎么开始的，不问病人的饮食情绪、起居是否适度等等，不问病人的情况便仓促确诊，就一定会使自己陷入困境之中，无法治愈病人。

明代著名医家张景岳在总结问诊的经验基础上写成了《十问歌》，后来的医生又加以修改，成为"一问寒热二问汗，三问头身四问便，五问饮食六胸腹，七聋八渴俱发辨，九问旧病十问因，再兼服药参机变，妇女尤必问经期，迟速闭崩俱可见，再添片语告儿科，天花麻疹全占验"。这首歌诀充分概括了中医问诊的基本内容。

（四）切而知之谓之巧——切诊

如果说中医的诊断方法神奇，那么就不得不提到诊脉。人们总是很奇怪，

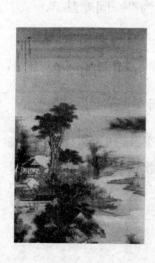

为什么用手指往手腕上的动脉处一搭就可以得知病人的各种病情？最厉害的是，有的老中医不用你说什么，只是通过按脉就能说

出你有什么样的实质病，你病情的现状是什么，这一切都让人们惊叹于中医学的博大精深。

然而，上面所说的诊脉也是切诊的一种，具体来讲，切诊是对全身的检查，就是运用手指对病人体表进行触、摸、按压，从而获得重要信息资料的诊断方式，它包括脉诊和按诊。

按诊比较简单，它主要根据人体的解剖部位，再结合诊疗经验来判定疾病的具体情况，比如病人右下腹疼痛，按之更甚，有的呈条索状，这样我们就可以初步判定这个病人可能是阑尾炎发作。而脉诊讲起来就不是那样的简单。

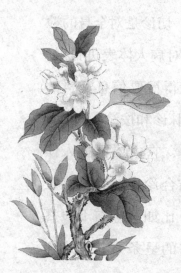

《内经》中讲"经脉流行不止，环周不休"，因此通过脉象的变化就可以推测出疾病的部位、性质等情况。《内经》中共记载了三种脉诊方法：三部九侯法，人迎寸口

对比诊法和寸口诊法。而当代医生主要采用寸口诊法，因为全身的气血情况都能反映在寸口脉上，故而寸口脉主要用来辨别全身脏腑气血的"有余"和"不足"。《黄帝内经》中详细论述了寸口脉的长、短、滑、涩、迟、数等数十种脉象的情况及临床意义，详细论述了寸口脉的划分部位与脏腑的联系。

利用脉诊进行诊断有很重要的意义。清末医家毛祥麟在《对山医话》中就记录了靠诊脉判断病人生死的案例。

当年毛祥麟为躲避兵乱回到老家，

对面巷子有个姓吴的人早上起来扫地，忽然就仆倒在地，不能说话，过了一会儿才醒过来。他的家人请毛祥麟去看病的时候，这个病人还能坐起来和他交谈。毛医生为他诊脉，发现他的脉象急而且特别有力，认为这是肾气败绝的症状。毛医生判定这个病人当天晚上就会死亡，告诉他的家人准备后事，大家都不相信。可

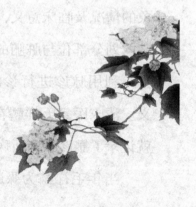

是第二天天还没亮，这个病人就死去了。

还有一个姓周的布商，生了一点小病，找毛医生来看病，毛医生告诉他，他的病不用吃药就能好，但是诊脉的时候发现心脉坚急，就告诉他说，这是痰湿阻滞气道，气郁成火，火郁不散就会出现痈疽。当时这个病人颈后生了一串细疮，就像珠子串起来的一样。毛医生说："你现在虽然不觉得痛苦，但是一旦发作起来就会很严重，你一定要谨慎对待。"可是周某并不把它当成一回事，到了第二年春天，周某果然因颈后痈毒发作而死。

由此可见，作为一名医生，诊病必须要做到周到细致、用心体察，这样才能准确地把握病因。望、闻、问、切所得来的资料，经过整理分析以后，就可以为诊断提供最直接的依据，医生再根据对方、药的掌握和认识，一套治疗方案就出炉了。中医的诊断就是这样复杂、奇妙却又透着一点即透的简单。

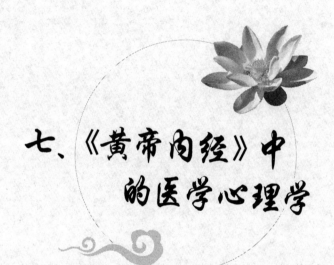

七、《黄帝内经》中
　　的医学心理学

　　医学心理学的历史并不长，却记载着几位赫赫有名的人物：弗洛伊德、荣格等。然而，在弗洛伊德蜚声世界之前，两千多年前的中国，就已经有了很系统，又极具操作性的医学心理学表述。这个表述，就在《黄帝内经》中闪烁着智慧的光芒。

　　现代医学认为心理矛盾和冲突会

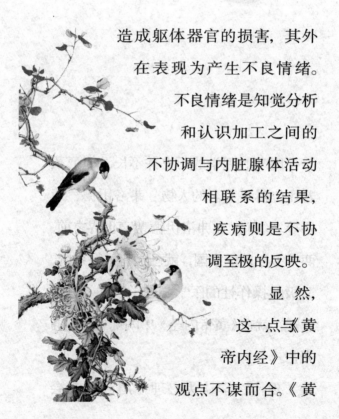

造成躯体器官的损害，其外在表现为产生不良情绪。不良情绪是知觉分析和认识加工之间的不协调与内脏腺体活动相联系的结果，疾病则是不协调至极的反映。

显然，这一点与《黄帝内经》中的观点不谋而合。《黄帝内经》关于医学心理学的论述，涉及面广泛且具体。它对心理因素与人体生理、病理、诊断、治疗和预防的关系，作了精彩绝伦的总结，给人类留下了一份不可多得的宝贵财富。

《黄帝内经》认为健康的精神活动在防御疾病方面可以起到重大作用。在治疗方面，《黄帝内经》提出了许多体现中医心理治疗特点的方法，主要有：言语开导法、移精变气法、情绪刺激法、情志相胜法、气功行为治疗法、方药疗心病法、心理暗示疗法等。

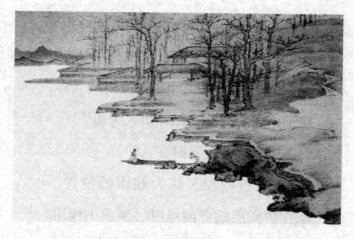

（一）方药疗心病法

我们知道，人的意、志、思、虑等出自人的大脑。中医学认为，脑为髓海，其根本却在肾，而脑的活动又有赖于心供给脑所需的血液与氧气。因此，肾与心对大脑产生的影响不言而喻，这正是《黄帝内经》论情志不离五脏的道理。

元代张子和在路过亳州的时候，遇见一个得了一种无缘无故大笑的"笑病"的妇女，已经病了半年左右了，请了很多医生都无法治愈。张子和看过以后，取成块的盐，用火烧过，放冷后研细，又拿来一大碗河水，将盐三两倒入水中一起煎熬，放温后给妇女喝下，接着用钗伸进妇女喉中，令她呕吐，吐出热痰五升。没过多久，妇女的笑

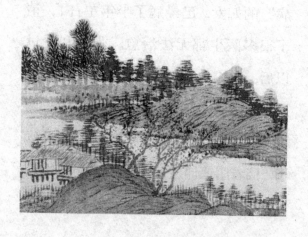

便止住了。张子和说,《黄帝内经》指出:神有余则笑不休。所谓神,即心火,这位妇女的病就是心火太过而造成的。这碗盐汤刚好有清心火、解热毒的功效,祛除了热痰,病自然就好了。

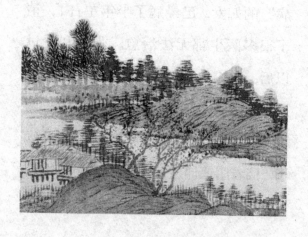

又有一个妇女无缘无故地哭泣不止。有的人说她是中了鬼邪，于是家人画符祈祷，还请来了巫师作法，但是都没有效果。家人只好请许医生来治病。许医生说，《黄帝内经》说过，肺与悲相关。医圣张仲景的《金匮要略》中有一段话，说是妇人脏躁，悲伤哭泣，像有神灵作怪，甘麦大枣汤主之。张仲景的这个方子，以补脾而达到治肺的目的，即补土生金。补脾以调理肺，肺调理好了，妇人哭泣不止的病也就好了。

正常的心理活动有利于脏腑功能

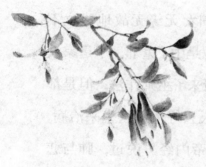

活动，对于防御疾病保持健康是有益的，可是一旦情绪波动过于剧烈、持久，势必会引起一系列的脏腑机能紊乱。《黄帝内经》指出：许多疾病，是因为情志失调而导致的。人的五脏是相互联系的，这种联系循着一定的规律和次序相互影响，一旦人的情绪异常，这种异常的情绪，可能打断五脏原有的和谐状态，导致人生病。

永宁的陈秀才，因打官司输了，一怒之下大口吐血，昏倒在地。这时正好齐秉慧路过此地，陈秀才的家人急忙请其来救治。病人的哥哥略懂一点医术，他问齐医生，用止血药可以吗？齐医生说不可，如果这时候强行止血，会引起气闷，病人会更加不安。病人的哥哥又问，用补血药可以吗？齐医生说不可，如果此时用补血药，会引起胸痛，病人会因疼痛而无法忍受。病人的哥哥说，补血也不行，止血也不行，敢问先生将用什么方法来治疗呢？齐医生说，病人是因为怒气伤肝，怒气结在胸中，才引起吐血的。治疗当用散血平气汤，以舒散肝木的郁气，这样病人才能痊愈。

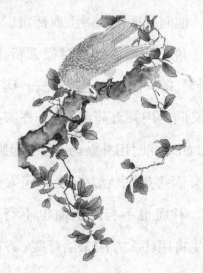

金开诚 主编　魏晓光 编著

神奇的医学典籍
——《黄帝内经》

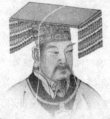

【下册】

吉林文史出版社
吉林出版集团有限责任公司

图书在版编目（CIP）数据

神奇的医学典籍——《黄帝内经》/ 魏晓光编著. 一长春：吉林出版集团
有限责任公司：吉林文史出版社，2010.11（2011.3重印）
ISBN 978-7-5463-4253-5

Ⅰ. ①神… Ⅱ. ①魏… Ⅲ. ①内经 Ⅳ. ①R221

中国版本图书馆CIP数据核字（2010）第225585号

神奇的医学典籍——《黄帝内经》

SHENQIDEYIXUEDIANJIHUANGDINEIJING

主编/ 金开诚 编著/魏晓光

项目负责/崔博华 责任编辑/崔博华 刘姝君

责任校对/刘姝君 装帧设计/柳甬泽 王丽洁

出版发行/吉林文史出版社 吉林出版集团有限责任公司

地址/长春市人民大街4646号 邮编/130021

电话/0431-86037503 传真/0431-86037589

印刷/北京飞云印刷厂

版次/2011年1月第1版 2011年3月第3次印刷

开本/850mm×1168mm 1/32

印张/8 字数/30千

书号/ISBN 978-7-5463-4253-5

定价/56.00元（上、下册）

（二）心理暗示疗法

《黄帝内经》的医学心理学理论，精妙而完善。它不仅从生理、病理上作了系统的论述，在治疗方面，也制定了行之有效并且易于操作的理论原则。这些原则，经后世医学家的继承而发扬光大，涌现了许许多多杰出的心理治

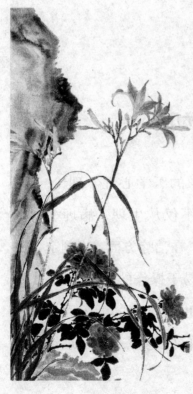

疗大师。

元代卫德新的妻子，在一次旅途中住在一家客栈的楼上。当夜遇到盗贼抢劫，惊恐中卫妻坠落床下，吓昏过去。从此以后，卫妻每次听到什么响声便会惊恐不已，甚至昏厥不省人事。家里的人平时走路都轻手轻脚，生怕发出响声来，收拾碗筷的时候更是小心翼翼，生怕吓着夫人。一年多过去了，卫妻的病依然如故。医生们当做心病治，用了人参、珍珠等补益、镇惊的药都没有效果。后来家人请来了名医张子和。

张子和观察诊断后说，惊吓属于阳，是由外物刺激引起的，恐惧属于阴，是在内部自发产生的。人受惊吓，是自己无法预料的，因为是外界刺激，是突发的。而人感到恐惧，自己是知道原因的。于是，张子和让卫妻坐在一把高椅上，叫两个侍女分别握住她的双臂，在她的面前放了一张小茶几。张子和手持一个木块，在茶几前坐下，与卫妻面对面。

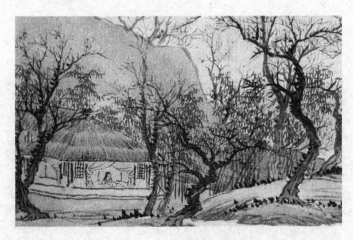

张子和对卫妻说，夫人看我这里！话音刚落，他猛然用木块敲击茶几，卫妻大吃一惊。张子和说，我用木块敲茶几，夫人何必惊慌呢？等卫妻稍稍平静下来，张子和又是猛击一下，这次卫妻受惊吓的程度比头一次减轻了许多。稍等片刻，张子和连续敲击茶几，又叫人用木杖敲门，同时，偷偷地突然击打卫妻身后的窗户。一通乱敲后，卫妻渐渐地适应了，惊恐也随之消失了。她笑了，问张子和这是为什么。张子和告诉她，《黄帝内经》说过，对受惊吓

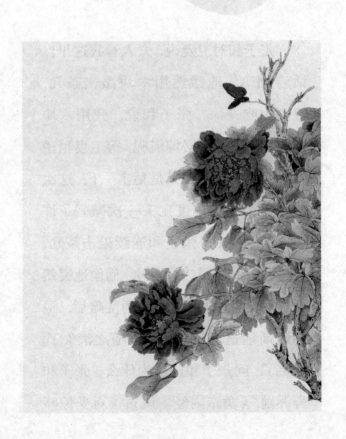

的人需要"平"，平就是平常的平，平常之事，人们司空见惯，必定不会受到惊吓了。

类似这一类的医案还有很多，最神奇的莫过于情志相胜法。著名的《范进中举》一文中，就录入了范进的丈人用情志相胜法治好了范进因中举大喜而导致癫狂发病的精彩片段。

情志因素一直是《黄帝内经》中所关心的内容，人如果没有精神上的支持，没有战胜疾病的信心，仅以药物的治疗也是难以奏效的。正因为如此，平

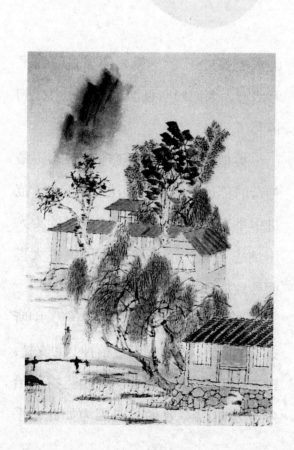

时我们就要注意保持情绪的稳定，不
可大喜，不可大悲，不可大惊、大恐、
思虑过多，这样，才能排除精神障碍，
才能减少疾病的出现，才能更好地维
持人体的健康状态。

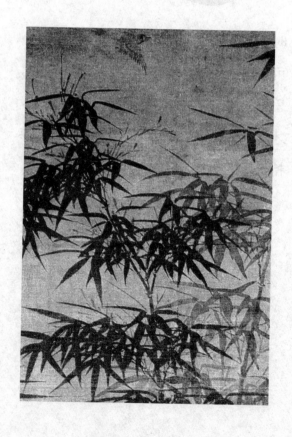

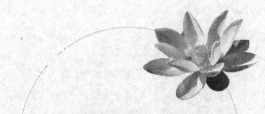

八、《黄帝内经》
　　中的养生观

　　我们日常所说的养生，目的无非只有一个，那就是长寿。长寿，是全人类共同的美好愿望。《黄帝内经》第一篇就谈到："上古之人，其知道者，法于阴阳，和于术数，饮食有节，起居有常，不妄作劳，故能形与神俱，而尽终其天年，度百岁乃去。"这就是说上古人之所以能年过百岁而不衰老，是因为他们懂得养生之道，饮食有节制，起居有规律，不多作操劳，所以形体和精神都能保养得很好，这样才能尽享天年。

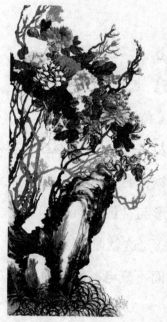

《黄帝内经》确立的养生学说，为人们保养身心健康，祛病延年发挥了积极的作用。《黄帝内经》中具体的养生方法有：

（一）调摄精神，修德养性

《黄帝内经》认为，人应保持良好的心态，重视精神情志的调养。人的精神活动与脏腑气血等功能密切相关，精神情志活动既是脏腑功能活动的体现，又可反作用于内脏气血，影响其功能。所以，良好的精神情志状态有利于脏腑气血保持正常。

若遇到突然、强烈、反复、持续的不良精神因素刺激，人就会因身体气机失调、气血紊乱、阴阳失和、脏腑功能失常而发生疾病。在疾病发展过

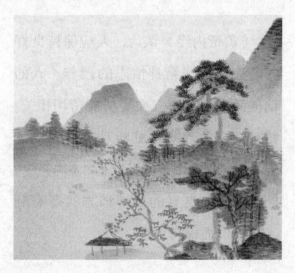

程中，情志的不同影响又能使疾病缓解或者恶化。因此，调节精神情志就成为养生的第一要务了。

怎样调节精神情志呢? 首先就要求人们做到"恬淡虚无"。"恬淡虚无"就是说人应当具有高尚的情操，保持乐观的情绪。思想上清净淡泊，无贪欲妄想，心情舒畅，精神愉快，这样就能使人体气机调畅，气血平和，正气旺盛，不生病或减少疾病的发生。

要保持良好的心态，与个人的文化修养、道德修养、世界观等有密切关系。

我国古代许多思想家和名人贤哲均把养性和养德放在养生的重要位置，甚至看成是"养生之根"。

彭祖，是上古五帝中颛顼的玄孙。传说他经历了尧、舜、夏、商诸朝，到殷商末纣王时，已767岁，相传他活了八百多岁，是世上最懂养生之道、活得最长的人。

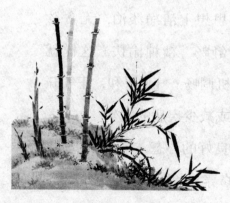

据说彭祖生性恬淡，不关心世俗名利，不追求虚名荣耀，只是专心致志地讲求养生长寿之道。他潜心研究师傅撰写的《九都》等养生的经书，融会贯通，学以致用。彭祖经常服用水桂、云母粉、麋角散，使得颜面长葆青春。他经常盘腿危坐，凝神屏气练功。从早晨坐到中午，调理气息，揉拭双目，摩挲身体，周身舒适后才起来行动。他脸无怒容，笑口常开，生病或疲劳时，他就运用气功祛病，消除疲劳。他使内气潜转，从头面，直到五脏六腑，最

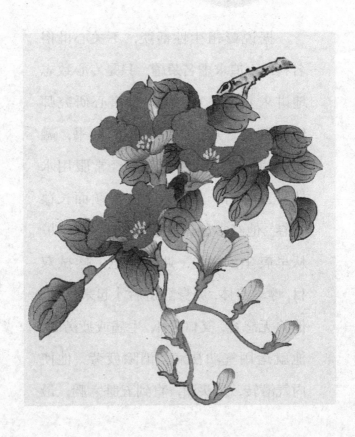

后达到四肢毛发，那气流像轻云一样在体内流转，既驱除疲劳又治愈疾病。

在《黄帝内经》的养生法则中，特别提出了情志的调和与修养是养生的关键。在精神的调摄上主张志闲而少欲，心安而不惧，淫欲不惑其心，情怀舒畅等怡情养性方法。七情是五脏之气产生的，七情违和极易伤气而导致气机之病理变化，"百病皆生于气也，怒则气上，喜则气缓，悲则气消，恐则气下，惊则气乱，思则气结"，而"怒伤肝，喜伤心，思伤脾，忧伤肺，恐伤肾"。

　　七情之中，尤忌暴怒和忧郁，大怒会使人气血逆行于上，使人昏厥；忧郁使人五脏六腑都受到伤害。历代实践证明，人的情志变化和精神状态常为疾病发生、发展、变化或好转的重要因素，临床上常见的暴怒狂喜引起心脑疾患突然加剧甚至猝死，如中风、心肌梗塞等。又如某些肿瘤患者，因极度恐惧忧愁而导致病情

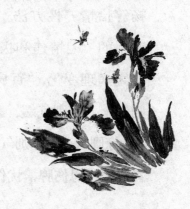

迅速恶化等皆属常见。

我国著名历史小说《三国演义》中有"三气周瑜"一节，讲述了诸葛亮利用计谋将对手周瑜置于死地的故事。周瑜三次被"气"后均大叫一声，由此可看出周瑜性格暴躁、情绪容易激动。诸葛亮正是利用了周瑜的这种性格和心理特点，一次又一次给他强烈刺激，最终促使周瑜心脏病发作而死亡，这说明过度的情绪波动会损害健康。

事实上，情绪是一个人的心理状态的外部反应，大体可分为两类：一类是积极向上的情绪，如兴奋、愉快、希望、勇敢、恬静、好感、和悦等；另一类是消极低落的情绪，如痛苦、惊慌、愤怒、忧郁、沮丧、不满、失望等。积极情绪能使人产生愉快轻松的感觉，鼓舞斗志，振奋精神，对健康有益；而消极情绪则会使人意志消沉，心灰意冷，对健康有害。因此，经常保持心情豁达、开朗，实为养生要诀。

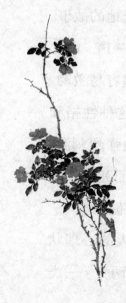

（二）调节饮食，合理膳食

中国人常说"民以食为天"，人自呱呱坠地起，饮食就成为供给机体生长发育及脏腑功能活动的源泉。人在生命活动过程中，需要不断地吸收补充营养物质。人没有饮食，没有营养，便没有生命的延续。从古至今，中国在漫长的岁月中逐渐形成了自己独特的饮食习惯和饮食文化。

《黄帝内经》认为，享用合理的膳食，将谷肉果菜搭配得当，营养丰富而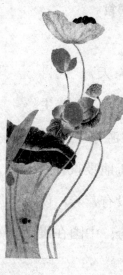全面，就可维持和增进健康，减少疾病，延年益寿。而饮食失当，过饥、过饱、偏嗜、过恣腻、没有规律、不讲卫生、误食毒物等，最易影响健康，折损寿命。所以，《黄帝内经》着重提出调节饮食，谨和五味，合理配膳，饮食定时，饥饱适中，膳食卫生是维持健康的重要途径。

人体五脏六腑要维持正常的生理功能，均有赖于后天脾胃运化输布之水谷精气的不断补充。《黄帝内经》将饮食按五行学说分成酸、苦、甘、辛、咸五类并分属五脏。饮食五味入胃后，各归其所喜之脏腑，即"酸入肝，辛入肺，苦入心，咸入肾，甘入脾"，而"阴之所生，本在五味，是故和五味"。故《黄帝内经》根据饮食五味对人体生命活动的重要性提出了正确的营养观，应是以

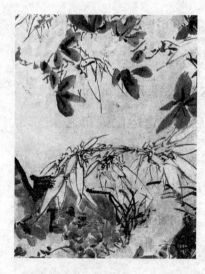

"五谷为养，五果为助，五畜为益，五菜为充，气味和而服之，以补精益气"。

《黄帝内经》着重提出了饮食养生之道——饮食有节，就是要有节制地去吃一些东西，不可过食、饱食。

饱食是导致中老年疾病的主要原

因。首先，饱食可引起体内中性脂肪过多蓄积。众所周知，妨碍人们长寿的最大因素就是血管的老化，即动脉硬化。长期以来，为预防动脉硬化，营养学家一致认为应防止血液中的胆固醇过多。为达到这一目的，就应尽量少吃含胆固醇多的食物，如肉、蛋等。

然而，是否吃含胆固醇少的食物的人，就比吃含胆固醇多的食物的人患中老年疾病的机率少呢？

1970 年 9 月美国哈佛大学的研究人员发表了有关心血管疾病方面的极

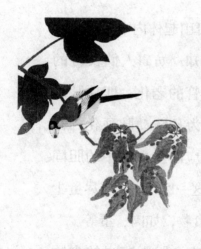

有价值的研究报告。报告指出：他们曾对爱尔兰的 575 人进行了长达 9 年的跟踪调查，结果发现，即使吃含胆固醇多的食物的人，如果适当增加运动量，将摄入的营养全部消耗，没有脂肪蓄积的话，动脉硬化的进展速度就没有那么快，心血管疾病的发病率也没有那么高。因此，长期饱食使体内饱和脂肪蓄积，是上述动脉硬化发生的主要原因之一。而不仅是食糖，即使米饭、面条等饮食，如果长期饱食，造成营养过剩的话，多余的营养也会转化为脂肪，加速动脉硬化。

第二次世界大战后，200 名被释囚徒的死亡就是个很典型的例子。第二次世界大战结束以后，在希特勒集中营里未被饥饿和酷刑折磨死的 200 名囚徒获得了自由，新政府为他们设宴庆祝。酒宴上，一盘盘大块精肉，一瓶瓶醇香美酒，使这些长时间不曾见过美食的获释囚徒欣喜若狂，个个开怀畅饮，可就在他们连连举杯共庆新生、醉饮饱食后的数小时，200 名被释囚徒竟不知不觉地陆续死去，无人幸免。后经医警协作，查清原因，竟是由于他们暴饮暴食高蛋白食物而导致氨中毒死亡。

有关研究还证明，

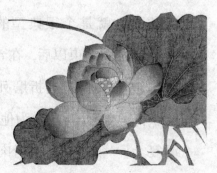

在正常情况下，人体从肠道吸收的氨和氨基酸代谢生成的氨，可通过肝脏和肾脏得以解毒。但长期饥饿及肝病肾病者，肝脏解毒能力大大降低。当短时间内大量摄入高蛋白食物时，会使血氨剧增，大大超过肝、肾处理氨的能力，产生氨中毒，更严重的是血中大量堆积的氨会随血流入脑组织，毒害中枢神经，轻者引起昏迷，重则猝死。因此，调节饮食、合理进食对人们保持身体健康、远离疾病是十分必要的。

（三）起居有常，生活规律

《黄帝内经》
非常重视起居作
息的规律性，并
要求人们顺应四
时气候变化安排
适宜的作息时
间。故《黄帝内

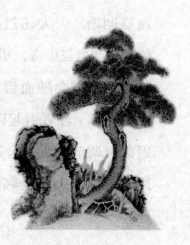

经》曰："上古之人，其知道者，法于阴阳……起居有常。"起居有常包括生活、工作、行立坐卧等诸多方面。比如起床、吃饭、上下班、睡眠、锻炼、学习、大小便等等，均应遵循并养成一定的规律性。因为起居规律化就能保证人体阴阳不受或少受各种不利因素的干扰，从而维持正常生理活动，增进健康。

起居有常，生活规律，是《黄帝内经》养生之道中一个重要的内容，只要人们根据自然界四时气候交替变化的规律按时作息，睡眠充足，生活有规律，衣着随季节气候的变化及时增减，以求得人体与生活环境保持和谐与统一，这对养生防病、延缓衰老、促进人体健康均具有积极的意义。

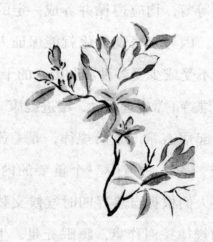

（四）劳逸结合，修整心身

适度而合理的体力劳动，可促使气血流畅，使肢节活动灵活，同时，科学而合理地用脑，可防止大脑衰退，从而调节机体功能，使人精力旺盛。

《黄帝内经》中明确要求要"行劳而不倦""不妄作劳"，要常小劳，但不要过度劳累，过劳就会损伤精、气、神、形，而致正气虚衰，减寿而多病。

适度而合理的休息，可使机体与大脑得以修整，保持充沛体力和旺盛的精力。但若过度安逸，如长期不活动、懒散不用脑、睡眠过多等，会使人体气血壅滞，体内代谢废物堆积，致使身体肥胖，产生各种疾病。因此，劳和逸均应适度。

所以《黄帝内经》中说"久视伤血，久卧伤气，久坐伤肉，久立伤骨，久行伤筋"，明确指出了过劳的危害。坚持经常、适量的劳作或健身运动，能使气机调畅，血脉疏通，关节滑利，筋骨强健。而适当的休息，则能使人的体力得以恢复，神气复元，心神专一，意识集中。如果劳欲太过，就会伤脏耗气，损健康，减短寿命。因此，一定要依据其体力、习俗、环境等情况，量力而行地进行一些劳作或运动，既不可过劳，也不可过逸，有劳有逸，劳逸结合，方可健体长寿。

（五）适应自然，顺时养生

《黄帝内经》认为，人生存于天地之间，自然界存在着人类赖以生存的必要条件。自然界的

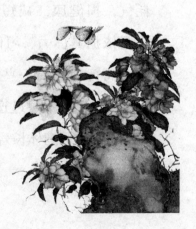

运动变化又直接或间接地影响着人体，而机体也相应地产生生理和病理上的反应。自然界阴阳变化与人体脏腑活动是相通的，所以人与自然息息相关。

《黄帝内经》中的天人相应是中医顺应自然，顺时养生的理论依据。顺应自然就是要掌握自然变化的客观规律，适应其变化。人体有适应外界气候环境变化的生理调节能力。所以，一般来讲，气候环境的正常变化不会造成疾病，只有在气候环境发生突变，且其恶劣程度超越人体适应能力或人体适应自然的能

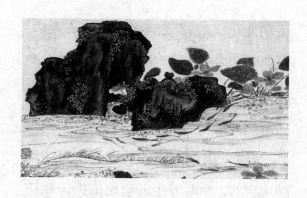

力低下时，才会导致疾病的发生。

人们适应自然的能力是不尽相同的，健康人适应能力强，而体弱多病者适应能力就差；青壮年适应能力强，中老年人适应能力就差；经常运动锻炼的人适应能力强，很少运动锻炼的人适应能力就差。因此，通过锻炼、调摄等途径，积极主动地与大自然接触，不断提高人体适应自然环境的能力，是避免不良气候因素伤害机体，保证健康长寿的重要条件。

在长期的生产实践和医疗实践中，古人观察到自然界四时气候的变化具有一定的规律性，一年四季的气候特点是春温春生，夏热夏长，秋凉秋收，冬寒冬藏。但是它们又是一个不可分割的整体，是一个连续变化的过程。没有生长，就无所谓收藏，也就没有第二年的再生长。正因为有了寒热温凉、生长收藏的消长进退变化，才有了生命的正常发育和成长。

《黄帝内经》十分重视四时变化对人体的影响，认为春夏秋冬四季更替、寒暑变化是自然界阴阳此消彼长的运动过程所致，人体脏腑的生理活动和病理变化，不可

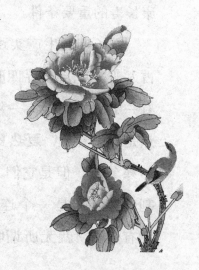

避免地要受到自然界四时寒暑阴阳消长的影响。在正常生理状况下，人与自然界时辰季节变化具有同步的相应性变化，人体生理功能随着天地四时之气的运动变化而进行着自然调节，如"春生、夏长、秋收、冬藏，是气之常也，人亦应之"。

《黄帝内经》认为人与自然界是一个统一的整体。自然界阴阳消长的运动，气候和环境的变化，都必然会影响人体阴阳之气的盛衰。如气候有春温夏热秋凉冬寒的变化，人体脉象就出现春弦夏洪秋毛冬石与之相对应，人身之阳气也随昼夜而变化。因此，人们要达到预防疾病、保持健康、延年益寿的目的，就必须主动地适应外界的生活环境，顺应自然界寒暑交替的变化规律。

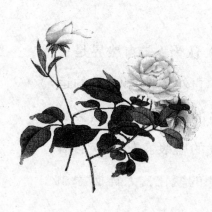

一年四季的阴阳，是万物生长和收藏的根本，所以圣人春夏养阳，即春夏保养心

和肝；秋冬养阴，即在秋冬季节保养肺和肾。遵循顺从阴阳这个根本规律，便可以与万物一起生长在大自然之中。如果违背这个规律，就会伤害生命，损坏身体。四季的阴阳，是万物的开始和终结，是生与死的本源。违背它则发生灾祸，遵循它则疾病不生，这就是养生之道。

元代王侍郎的女婿，25岁，因为公事太多而忧思烦恼，再加上饮食不节制而生了病。他时发燥热、困倦、盗汗，汗水湿透了内衣，没有食欲，呼吸不畅，面色发青发黄，没有光泽。罗谦甫医生前来诊视，他告诉王侍郎夫妇：他这是病危的症状，虽然通过治疗能够暂时缓解，但还不能从根本上解决问题，到春天必死无疑。王夫人听到后不以为然，随之另请了医生，不料到了正月开春，病人果然因燥热而死。

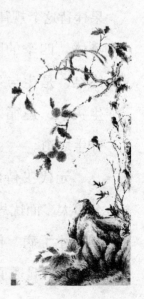

王侍郎前去请教罗医生。他说：我的女婿

果真像您预言的那样，我想听听其中的
道理。罗医生说，这不难理解，《黄帝
内经》早有说明，冬三月，人人都惧怕
寒冷，而您的女婿却燥热盗汗，这样，
他的阳气就不能内守，寒冷的季节尚不
能克制住他的燥热，药又能有什么用
呢? 冬天属于封藏的季节，人的阳气应
该好好保护，到了开春的时候，就会像
春雷一样发动，使身体如同大自然万物一
样，生机勃勃。如果冬天人的阳气没有保
养好，不能固守在体内，到了春天生长的
季节，就不能生阳保全身体，这样灾难

就要降临。人的身体与大自然是相应的，冬季，万物都封藏起来，人体内的阳气也是如此，您的女婿在封藏季节出汗不止，阳气外泄，使得肾水干涸，到了春天以什么来生发助长肝气呢? 阳气都已经断绝，还用什么来滋养身体呢? 所以,《黄帝内经》告诫人们在春夏之季要注意摄养阳气以与自然之

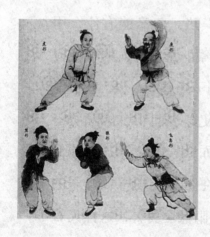

气相适应，在秋冬之季要注意保育阴精与自然收藏之气相适应。

人类只有主动地适应四季变化规律，才能保持机体内环境的稳定性，避免不适和疾病的发生，才能达到养生防病、健康长寿的目的。

（六）运动锻炼，利节舒筋

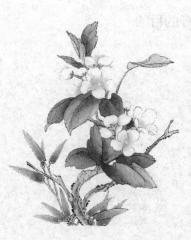

常言生命在于运动，经常运动锻炼，能够增强体质，提高抗病能力，使人健康长寿。《黄帝内经》非常重视运动锻炼对人体

健康所起的积极作用。

　　锻炼可不拘形式，因人而宜，只要能活动筋骨、舒展肢节、促进气血流通、关节滑利，就可以增强抗病能力，防止或减少疾病的发生。

　　吐纳，是以调整呼吸为主的一种养生法；导引则以摇肢节、动筋骨为主。人们通过吐纳导引等方法以调理气机，疏通经络，运行气血，使人体阴阳经过调整处于阴平阳秘的平衡状态之下。这是一种调理气息、畅通气机的养生法，深受历代养生家推崇。后世很多吐纳导引术，如孙思邈的"调息法"、华佗的"五禽戏"，以及后来不断发展、普及的太极拳、练功十八法、气功等，都是在《黄帝内经》经络学说、吐纳导引术等理论指导下创造、发展的养生良法。

需要注意的是，人们在做各项运动时，要根据壮、弱、老、少、男、女等不同情况，量力而行，不可运动过度，否则就会适得其反。如此下来，只要持之以恒，终身行之，则气调血养，百病祛除，自然能达到养生防病、延年益寿之目的。

（七）有病治病，未病先防

《黄帝内经》有云："虚邪贼风，避之有时。"意思就是说对于自然界的异常气候变化及传染病等外来邪气要适时躲避，如躲避酷暑、严寒、传染病流行区等。另外对于外伤、虫兽伤等也要在日常生活中留心防范，要讲究卫生，

神奇的医学典籍——《黄帝内经》

SHEN QI DE YI XUE DIAN JI ——《HUANG DI NEI JING》

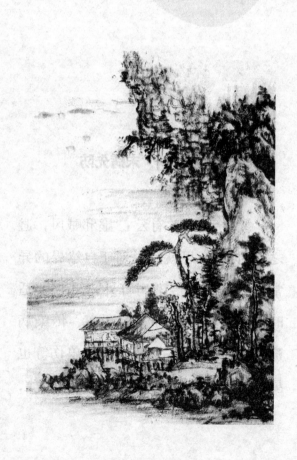

把住病从口入关。因为防止病邪对机体的侵害，是保证机体健康的重要因素。

《黄帝内经》认为，最高明的医生并不是在疾病成形后能一举攻治的医生，而是那些在疾病尚未出现就能进行有效预防的医生。

我国在几千年前就已经开始用中草药来预防疾病了。在 16 世纪，我国就发明了人痘接种术来预防天花，成为世界免疫学的先驱。应用苍术、雄黄、艾叶等烟熏以预防疾病也有悠久的历史。近年来应用板蓝根、大青叶预防流感、腮腺炎，用马齿苋预防痢疾等多种疾病均收到了很好的效果。

不可否认，《黄帝内经》的养生方法是防病、健体、长寿的法宝，具有重要而现实的指导意义。在当今社会快速发展、生活节奏明显加快的情况下，我们应当认真领会和实践其精髓，强健体魄，以更饱满旺盛的精力去完成历史赋予的重任，为中华民族的振兴作出新的贡献。

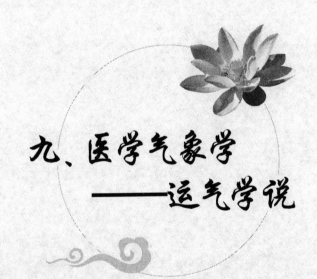

九、医学气象学
——运气学说

我们的祖先，曾经长久地观察刮风、下雨、严寒、炎热、干燥、潮湿这些自然界中最为常见的气象现象，然后细致入微地研究它们与人体生命活动的关系，终于认识到气象对人体产生了怎样的影响。由此诞生了运气学说。

运气学说是《黄帝内经》中至关重要的一部分。它是探讨自然界天象、

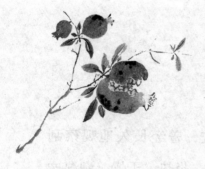

气象变化规律与人群疾病发生及流行的关系的一门学问。是我国古代研究自然气候变化规律及气候变化对生物、对人体生命影响的一门学说，是关系到天文学、气象学、生物学、物候学、历法学、医学等多学科领域的一门科学。

《黄帝内经》运用运气学说，总结了先人的经验，把气象与人的生理、病理、诊断、治疗、预防等各个方面结合起来，在两千五百年前便形成了一套完整精辟的医学气象学理论。而这个理论,在西方只是刚刚兴起的一门学科。

运气学说以自然界的气候变化,以及生物体(包括人体)对这些变化所产生的相应反应作为基础，把自然气候现象和生物的生命现象统一起来，把自然气候变化和人体发病规律、治疗用药规律统一起来，从宇宙节律上来探讨气候变化对人体健康的影响。

春温、夏热、秋凉、冬寒，这是

大自然一年四季气候变化的规律，而生活在这个大自然中的每一个人，都不可避免地会受到这种气候变化的影响。《黄帝内经》指出：气象因素与人体生理活动关系密切，四季气候的变化，影响人体血脉之气的运行。

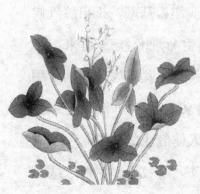

《黄帝内经》通过分析气候变化对江水的影响，形象生动地描述了气候与人

体的关系。就是说，天气温暖，江水平静；天寒地冻，江水凝结成冰；天气酷热，江水沸沸扬扬；如果暴风猝起，则波涛汹涌。若是表现在人的气血活动上，则天热气血畅通，天寒气血运行缓慢。

人的五脏也是与四季相应的。《黄帝内经》指出心与夏气相应，肺与秋气相应，肾与冬气相应，肝与春气相应，脾与长夏相应。由此，东风生于春，病在肝，呈现在颈项；南风生于夏，病在心，表现在胸胁；西风生于秋，病在肺，

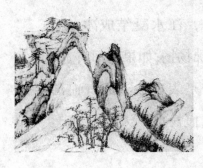

表现于肩背；北风生于冬，病在肾，表现在腰股；中央为土，病在脾，表现在脊背。

人体各种疾病的变化都是与自然变化相呼应的。比如老年慢性气管炎，一般都是阳虚的征象，到了夏天他就会感觉舒服一点，人身上也会觉得有劲，咳嗽、气喘都能减轻一些。而到了冬天，即使没有感冒，也会觉得全身酸软无力，咳嗽、气喘也更厉害了。这是什么原因呢? 按中医理论讲，春夏是属阳的，秋冬属于阴。春夏的阳气比较充盛，可以补偿老年患者的阳气，所以病人会觉得舒服一些。一到冬天，阴气更盛，咳喘的病情就会加重。

另外，异常的气候，也是导致疾病的重要原因之一。《黄帝内经》中提出"六气"，"六气"是自然界的正常气候变化现象，它是风、寒、暑、湿、燥、火。在正常情况下，"六气"有利于自然万物的生长，不是致病因素。但一旦

"六气"发生"太过"或"不及"，或是不该出现的时候出现，就成了致病因素"六淫"，亦称"六邪"。

以湿为例，《黄帝内经》指出：人体由于湿邪侵犯，导致体内之气上蒸，头面就像被什么东西裹住一样。根据记载，1985年，山东济南市发生了"流行性乙型脑炎"。患者的共同症状

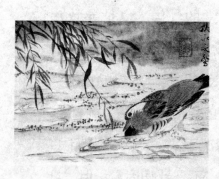

是突发高烧 40℃左右、头痛、呕吐、抽搐、嗜睡、昏迷、烦躁、头颈部发硬、四肢痉挛等等。中医诊断属湿温，而热重于湿。中医们大力展开施救工作，根据病情，采取不同的治疗方案，患者先后痊愈，无一例死亡。

在突发的大规模的流行病面前，我们看到了以《黄帝内经》为纲领的中医学所显示出来的巨大威力。它指导我们在为病人治病的时候，必须参考大自然以及四季的气象规律。它更根据自然界的变化提出了用药的基本原则，就

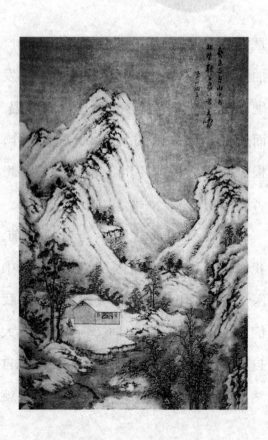

是在冬季不宜用大寒的药物，秋季不宜用凉性药物，夏季不宜用热性药物，春季不宜用温性药物。一旦违背这个原则，就有误治的可能。

现代医学研究表明，一些药物的作用、毒性与气候变化关系密切。比如洋地黄在暴风雨和气压下降时服用，其毒性反应就会增加；山莨菪碱在夏季服用易引起中暑；降压药在春夏的降压效果优于秋冬；利尿药的作用在夏季则降低等等。

我们可以找一个医案来加深一下

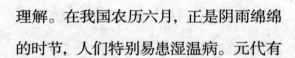

理解。在我国农历六月，正是阴雨绵绵的时节，人们特别易患湿温病。元代有

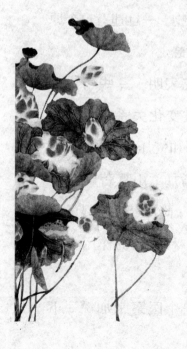

一个人叫韩君祥，就在这样一个时节，因为劳累过度，口渴时喝了很多凉茶，又吃了凉食，就发病了。他感觉头痛、四肢疼痛、身体沉重、胸口闷，不想吃东西。他认

为这是外感病，就自己弄了一些药吃了，结果吃药后病越来越严重。家人为他请来一位医生，这位医生给病人服下"百解散"发汗。过了四天，又给病人喝下小柴胡汤，不料，病人更加烦躁，感觉口渴。又过了六天，医生针对以上的现象给他开了承气汤之类的药物，结果病人燥渴更加严重。医生又继续用白虎加人参之类的药，病人吃下以后，全身发黄，下肢沉重，背部发寒，身体发冷，胸口下方堵塞，手按则痛，眼睛发涩，不想睁开，懒得说话，不停地出汗，大

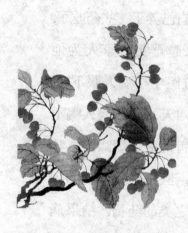

便急迫。家人一看病情危重，就请来名医罗谦甫。

罗谦甫诊后认为，这个病人是由于天气热，喝多了凉东西，再加上服用过多寒凉药物才导致病情如此危重的。他说，《黄帝内经》中有这样的论述：对体内有寒的病，应该以甘热药治疗为主，再用苦辛的药作为辅助治疗；对湿病，则用苦热的药。在五行中，苦属火属燥，燥可以克湿。这是一个比较典型的医学气象学病例。罗谦甫依据《黄帝内经》的用药原则给病人用药，药到病除。

《黄帝内经》对于五运六气，对气候、物候变化，有很多具体的描述。正是这些描述，为我们阐明了在什么样的气候下，人体会发生什么样的变化，容易出现什么疾病，出现这样的疾病，应该按照什么原则来治疗，环环相扣。因此，历史上也有很多医学家都特别指出：运气对于人类防病治病起到了非

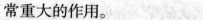

常重大的作用。

已故著名老中医蒲辅周，生前运用运气学说，在临床上取得了显著的疗效，并成为医林佳话。1954 年，成都暑天却大雨连绵，时近立秋，小儿患麻疹而疹隐伏不透、高热不退，宣透无功，医生们束手无策。蒲老根据当时气候分析，暑季多雨，热从湿化，按湿温法通阳祛湿，疹毒豁然而出，热退

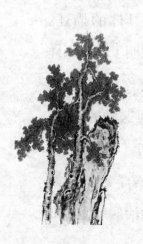

而神清，小患者们都痊愈了。

上海著名老中医董廷瑶先生，于1958 年麻疹流行时，根据岁气而制的方法，取得了很好的疗效。当年农历十一月起麻疹流行，而气候比往年寒冷，十二月连日大雪，麻疹发而不透，每见患儿疹点黯淡，面色青黯，很快疹点消失而体温更高，并且合并了肺炎，往往来不及治疗，死亡率高达百分之十以上。董廷瑶先生根据岁气分析，认为寒则血泣，导致疹不能外透，毒向内陷。而麻疹若要透发，一定要经过血分，只有

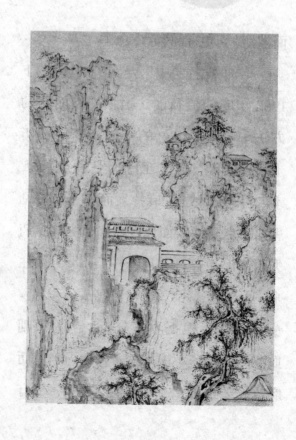

血液流通才能使气运行，气行则血活，毒邪外泄，病就会好了。于是就采用了王清任的解毒活血汤来治疗，死亡率下降为零。

中医运气学说是中医药学的重要理论基础和思想渊源，几千年来始终指导着各家学派的临床实践，尤其在传染性、流行性疾病的预测、预防和治疗的历史上发挥了重大的作用，在中医临床实践中，具有非常重要的指导作用，在对未来疾病的预防上也同样具有重要的参考价值。

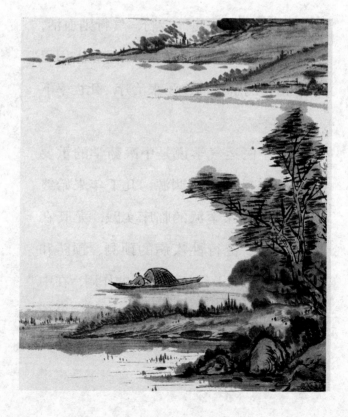

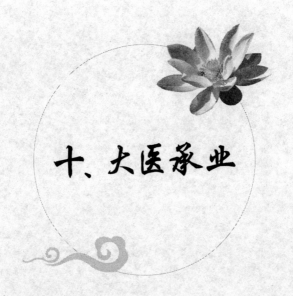

十、大医承业

　　《黄帝内经》在整体观、经络学、脏象学、病因病机学、养生和预防医学以及诊断治疗原则等各方面，都为中医学奠定了理论基础，它对后世的影响是不言而喻的。它像是一盏明灯，在漫长的历史进程中，照亮了中医学发展的方向。历代医家在理论和实践方面的创新和建树，大多与《黄帝内经》有着密切的关系。它得到所有学医人

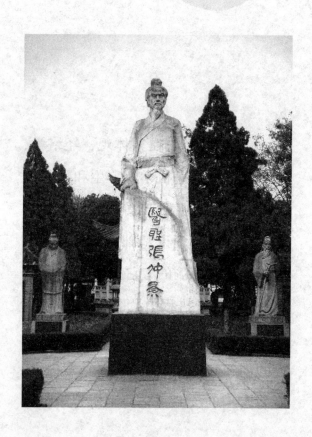

的敬重，在它的指导下，涌现出众多著名的医学大师，在历史的天空中闪耀着光芒，在古老的华夏五千年文明里无限地传承着中华医道。

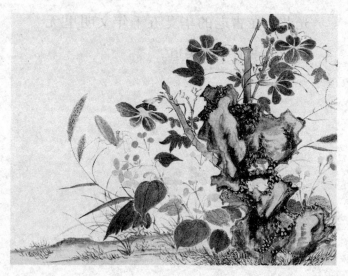

（一）医圣张仲景

张仲景是我国东汉时期的著名医家，他刻苦钻研前人的《黄帝内经》《八十一难》《阴阳大论》等医著，又结合自己的临床经验，写成了流传千古的《伤寒杂病论》，确立了中医学辨证论治体系。在这部著作的序言中，张仲景明确说明这本书的写作理论基础、指导思

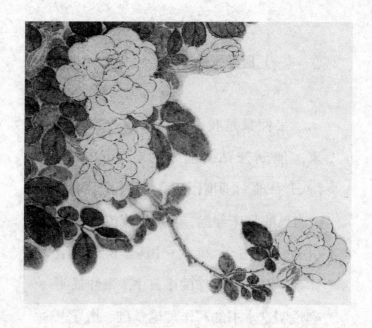

想都来源于《黄帝内经》。

张仲景的诊疗技术非常高超，治愈了无数患者。他高明的医术和高尚的医德在史料中早有记载，在民间更是留下了大量的传说。

在明代《医史》中就记有这样一个故事：东汉著名的建安七子之一王粲，是一位才华横溢、样貌俊秀的人。他官居侍中，整日跟随皇帝出入宫廷，才子的地位和皇帝的赏识都让他有些飘飘然。有一天，张仲景遇见王粲，一眼就看出他体内有病，便对他说，你

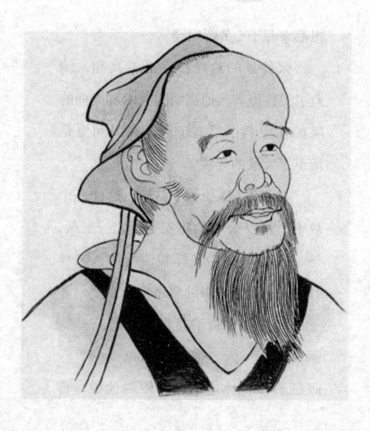

到了40岁的时候眉毛胡子都会脱落，半年以后必死。如果现在服用五石汤，到那时基本可以免遭病灾。当时王粲年仅20岁，听了张仲景的话不以为然，甚至有些厌恶，他认为张仲景在故弄玄虚。虽然他表面接受了药方，却不屑服用。几天以后，张王二人再次相遇，王粲假装服了药，说，五石汤我已经喝了，张仲景摇头说："看你的气色不是服过药的样子,你为什么这样轻视生命,自欺欺人呢？"王粲听后更是厌恶，不再接受张仲景的劝告。过了20年，一

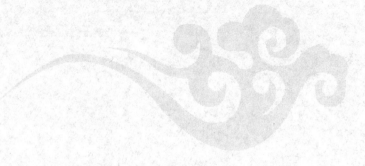

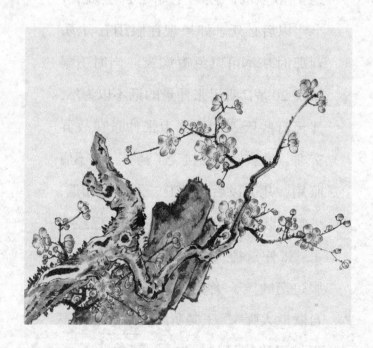

切都如张仲景所说的那样，王粲果然发病，胡子眉毛全部掉光，过了 187 天后便真的去世了。

中医学如此神奇，就像史料记载的很多故事那样，优秀的医生不仅可以预见疾病的吉凶，诊出生死，甚至可以确定患者死亡的时间。这并不是杜撰，应用中医学的理论研究人的生理、病理情况，再结合自然界的变化，即可推求这一切。我们经常把常人不容易做到的结果归为神奇，确实，预见生死、确定何时死亡不是一件容易的事，如果不

是医术精湛、经验丰富、胸有成竹，又怎么可能做出这样的定论呢？能做到这一程度的又有几人呢？事实证明，张仲景就是这样的人。

张仲景晚年在南阳一带，一边为群众治病，一边在家写书。他去世后，人们为了纪念他，修建了医圣祠，供有他的塑像。而《伤寒杂病论》一书经众多中外学者的研究、整理，很早就流传到海外，受到国外医学界的推崇，朝鲜、越南、新加坡、蒙古等国的医学发展也都不同程度受到其影响及推动。

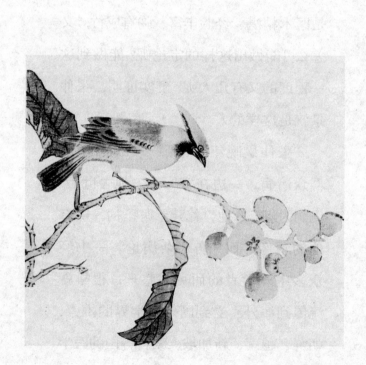

（二）神医华佗

　　《黄帝内经》成书后，不仅有效地指导着后世医家的临床实践，而且奠定了中医各科的理论基础。在《黄帝内经》的指导下，涌现了众多著名的医学大师，在外科方面，华佗便是杰出的代表。

　　华佗，字元化，是沛国谯人。他

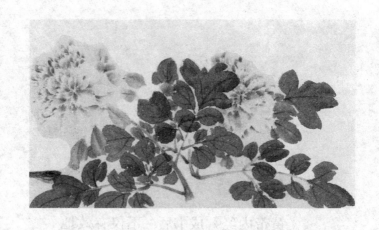

年轻的时候，到徐州一带访师学医，学成后，他行医四方，足迹遍及安徽、江苏、山东、河南一带，留下了大量治病救人的故事。

有一个妇人，患寒热病多年，为了

治愈她，华佗采用了非常特别的治疗
方法。在冬日的一个早晨，他让病人坐
在石槽中，用冷水灌淋身体，灌了七十
次，病人冻得全身发抖，她的家人害怕
发生意外，要求停止。华佗不同意，等
到灌第八十次时，患者身上冒出热气，
足有两三尺高。直到灌满百次，然后用
火温床，让病人躺下，盖上厚被子，不
久汗出病愈。

又有一位太守生病，将华佗找来
看病，华佗认为他只要大怒就会不治而
愈，于是就要了很多的钱财却并不给

这位太守治疗，临走还留封信将他大骂一通。这位太守果然大怒，派人前去捉拿华佗。太守的儿子知道华佗采用什么方法为父亲治疗，就阻止了前去捉拿的人。没有捉到华佗，太守非常愤怒，吐了数升黑血，病竟然好了。

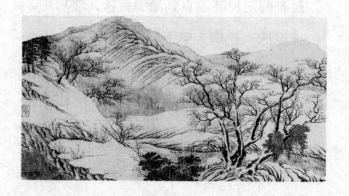

华佗治病的方法实在太多，并且不按牌理出牌，但仍有一定的规律可循。他尤以高超的外科手术名扬天下，他所发明的"麻沸散"更是举世闻名。当华佗成功地运用麻沸散对病人进行腹部手术时，世界其他国家的麻醉术还处在摸索阶段。

华佗对养生和预防保健非常重视，他自创了"五禽戏"，并教给弟子吴普，吴普时常练习，到了九十多岁，仍然眼不花耳不聋。他的另一位弟子樊阿遵照老师的养生法，活到了一百多岁。如

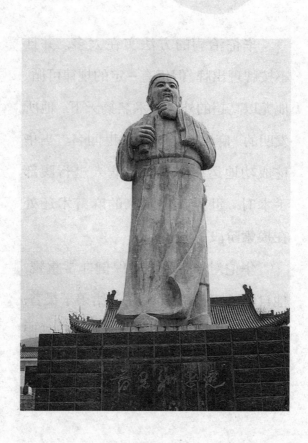

果不是曹操杀害了他，按照他本人的养生方法，华佗也许会是中国历史上最长寿的人。

曹操之所以要对华佗下毒手，无非是因为华佗要打开他的头颅，取出病理物质，以此来治疗他的头风病。可是，曹操却认为华佗有心要取他的命，如果把头打开了，那还能活吗？毕竟两千多年前的人对医疗水平的认识还达不到现在的程度。曹操是一个多疑的人，也许他又想起了华佗为关羽刮骨疗伤的事，谁知道华佗的政治倾向如何，谁又能保证他绝无二心？华佗是那么有名的医生，本以为把他放在身边，自己的身体才会有保障，可是他又不愿意只侍候自己，竟一去不返，多次相召，竟拒绝回来，这样的人，绝不能留。思及此事，曹操一怒之下将华佗送往许昌监狱。

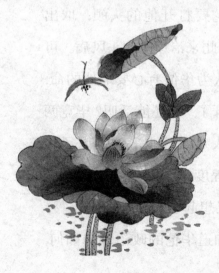

在狱中，华佗知道曹

操不会放过他，于是夜以继日地整理了三卷书稿——《青囊经》，希望把自己的医术传下去。可惜的是，管理他的牢头把书稿拿回去，却被家中的婆娘投入了火灶，只抢下一卷，却是医治兽病的。

这件事一直让中医界深感遗憾，如果那部《青囊经》可以传世，必将推进中国医学发展一大步，这是我国医学界无法弥补的损失。但华佗的精神仍在，他的事迹告诉我们，早在两千多年前我国的外科就已经具备较高的手术水平，而人类的文明应该是循环往

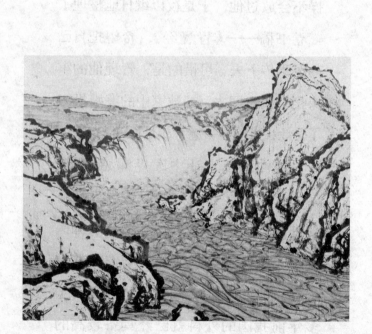

复地持续发展，那个时期的手术水平我们现在无法解释，但足以证明，我们的祖先是优秀的，他们创造了一个又一个奇迹，尽管在历史发展的进程中会有所遗失，但最终，我们还会找到当初的痕迹，重新继承并继续创造新的奇迹。

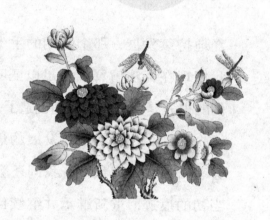

（三）药王孙思邈

孙思邈，是隋唐时期著名的医生，
是中国医药界最长寿的一位医药学家，
有人说他活了104岁，也有人说他活了
一百四十多岁，他享年多少，我们至今

无从考证，但他医术高明、学识渊博，确是人所共知。他是一位具有仁爱之心的高尚的医生，深受百姓的爱戴，被后世盛誉为"药王"。

孙思邈熟读经史、博极医源，根据对《黄帝内经》的理解，对其进行补充发挥，在晚年的时候写下了名垂千古的医学巨著——《千金要方》《千金翼方》。在这两部著作中，他把《黄帝内经》有关养生的论述全篇引用，然后再发表自己的一些看法。

孙思邈在医学上有很高的造诣，

为很多百姓治病都多有效验，慢慢地，他的名气越来越大。在唐朝贞观年间，长孙皇后难产，宫里太医都束手无策，于是唐太宗在民间大访名医。后来朝

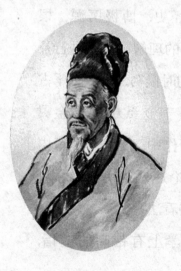

臣推荐孙思邈为皇后治病，孙思邈不负众望，只用一针就令皇后平安地诞下龙子，唐太宗龙颜大悦，赐他到宫中做官，却被孙思邈婉拒，

他的志向在山林，目的只有一个——治病救人。

孙思邈一生大部分时间都生活在山区，他行医不惧高山险阻，不分昼夜，只要有病人召唤，他就会身背药箱送医上门，除了给人看病，传说他也会去给动物治疗。

相传有一天孙思邈上山采药，遇到一只老虎趴在路中，阻住道路。老虎眼有泪光，不停地呻吟着。孙思邈到近前才发现老虎是被一根兽骨卡住了喉咙，他就用铁环撑开老虎的嘴，伸手

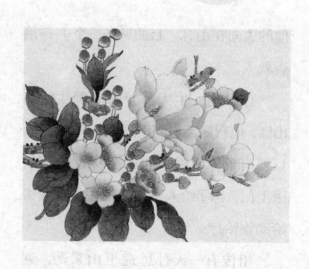

从老虎的喉中取出了那根骨头。老虎得
救感恩不尽，为其看守杏林。每逢孙
思邈外出时，老虎就驮着他翻山越岭
地寻药、采药，或送他到百姓家里送

药治病。

虽然孙思邈整日出诊，但毕竟时间有限，需要他治疗的人太多了，很多病人因得不到及时的救治而失去了生命。为了让百姓能更便捷地得到有效的治疗，他请工匠把自己治病的药方刻在一个八角的柱形碑上，然后把它竖立在五台山下漆河边的大路旁，让过往的行人传抄这些药方。大家把抄回去的药方拿来治病，果然得到了非常好的效果。当地的群众把这块石碑视若珍宝，称它为"石大医"。可是，许多年后，从

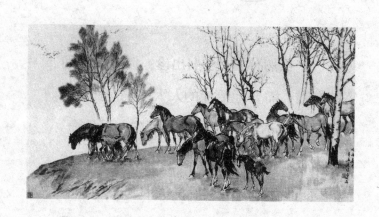

外地来了一个庸医，他为了独占药方，竟在抄录之后，把"石大医"上的药方全部凿掉了。

"石大医"虽然被毁了，但百姓们不忘孙思邈的恩情，将他当做"药王菩萨"供奉。千百年来,"药王庙"香火不断,百姓在这里祭拜他、怀念他。孙思邈现已离去千年,但他对百姓的关爱始终留在世间,与天地长存。

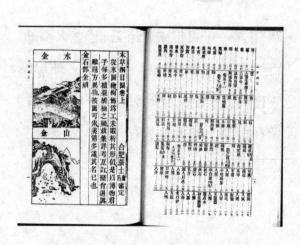

（四）李时珍

李时珍是明代著名的医药学家，也是动植物学家，更可称得上是当时声名大噪的科学家。他所编著的《本草纲目》不仅在药物学方面有巨大成就，在化学、地质、天文等方面都有突出贡献。

李时珍的祖父和父亲都是医生，在这样的家庭环境影响下，他从小就对医药事业产生了浓厚的兴趣。他24岁开始学医，白天跟随父亲行医，到了晚上，就在油灯下研读《黄帝内经》《本草经》《伤寒论》《脉经》等古典医学著作。

李时珍的读书精神是令人钦佩的，

他读书十年，足不出户，终于无所不通。李时珍非常注重临床实践，加上他父亲的指导帮助，很快就成为远近闻名的医生。由于他自幼就接近劳动人民，了解民间疾苦，所以他给许多穷人看病，从不收医药费。人们非常敬重他，称他为"东璧先生"。

明嘉靖三十年，李时珍 33 岁。他治愈了皇族楚

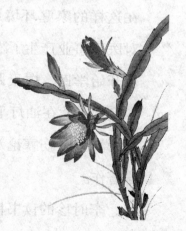

王儿子的病，楚王为了表达谢意，就任命他做楚王府"奉祠正"，主管祭祀礼节方面的事情，还兼管"良医所"的工作。过了几年，楚王又把李时珍推荐到北京的太医院去任职，做"太医院判"。不久，由于封建统治者只想炼丹求仙，长生不老，无意于发展医药事业，而太医院的医官们又大多只知道讨好皇帝，不务真知实学，李时珍觉得这样下去，他多年来渴望从事医药工作的理想不能实现，就毅然托病辞职，仍回故乡行医。

他在武昌和北京任职期间，虽然

工作上得不到支持，却有机会阅读了许多历代珍贵的医药书籍，辨认了不少民间难得看见的稀有药材或道地药材。这对于他以后行医事业的开展和成果的取得，显然起到了相当大的促进作用。

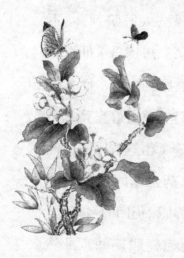

通过多年的临床实践，李时珍懂得，作为一名医生，不仅要懂医理，也要懂

药理。如果把药物的形态和性能弄错
了，就会闹出人命来。李时珍仔细阅读
了前人所作的本草类著作，他发现古
代的本草书存在不少问题。首先在药
物分类上"草木不分,虫鱼互混"。比如,
"生姜"和"薯蓣"应列菜部，古代的
本草书列入草部；"萎蕤"与"女萎"，
本是两种药材，而有的本草书说成是
一种；"兰花"只能供观赏，不能入药用,
而有的本草书将"兰花"当做药用的"兰
草"；更严重的是，有的本草书竟将有
毒的"钩藤"当做补益的"黄精"。李

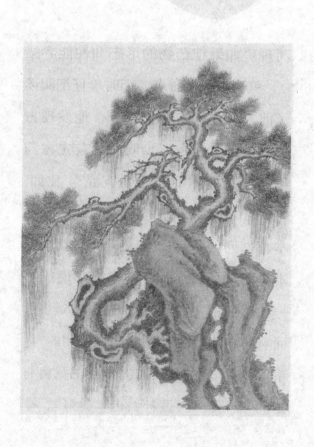

时珍认为古代本草书上那么多的错误，主要是对药物缺乏实地调查的结果。另外，自宋代以来，我国的药物学有很大发展，尤其随着中外文化交流的频繁，外来药物不断地增加，但均未载入本草书册。李时珍认为有必要在以前本草书的基础上进行修改和补充。这时，李时珍35岁。

而《本草纲目》完书时，李时珍已61岁。这是一部集明代以前药物学大成的巨著，也是一部"有所发现，有所发明，有所创造，有所前进"的巨著。

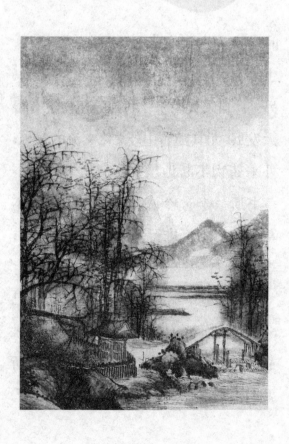

这部著作不仅对中医药学具有极大贡献，对世界自然科学的发展也起到了巨大的推动作用，被誉为"东方医药巨典"；达尔文称赞它是"中国古代的百科全书"。它先后被译成日文、拉丁文、德文、法文、英文、俄文等文字，成为国际医学界的重要文献之一。

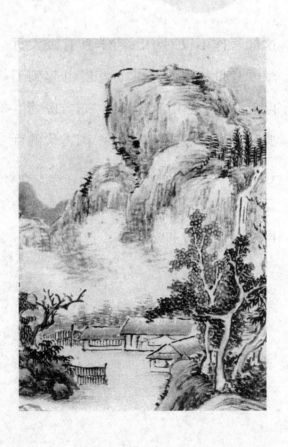